U0823676

高级卫生专业技术资格考试用书
外科护理学模拟试卷（一）

主　编　丁淑贞
编　委　(按姓氏笔画排序)
丁淑贞　齐丽娜　孙石春
李　东　何　影　张　彤
张　楠

中国协和医科大学出版社
北　京

模拟试卷（一）

一、单选题（以下每道考题有5个备选答案，请选择1个最佳答案）

1. 全身化脓性感染的护理措施不正确的是（　）。
A. 对感染严重者，严密观察病情
B. 高热者应给予物理降温
C. 体温降至正常以下，说明病情好转
D. 加强生活护理和基础护理
E. 遵医嘱合理、正确地使用抗生素

2. 对于外科感染特点的描述，不正确的是（　）。
A. 多数为单一细菌引起的感染
B. 大多需手术或换药处理
C. 分为特异性感染和非特异性感染
D. 病变以局部炎症为主
E. 多与创伤有关

3. 患者，男性，48岁。破伤风患者，频繁抽搐，呼吸道分泌物多，有窒息的可能。应首先采取的措施是（　）。
A. 肌注苯巴比妥
B. 立即气管切开
C. 输液，应用青霉素
D. 口服水合氯醛
E. 静脉滴注甲硝唑

4. 患儿，男性，6岁。右足跟部被铁钉扎伤4小时，患者2年前曾注射过百日咳、白喉、破伤风疫苗。为预防破伤风，此次应（　）。
A. 注射破伤风类毒素0.5ml
B. 注射破伤风类毒素1ml
C. 注射破伤风免疫球蛋白
D. 注射破伤风抗毒素
E. 注射青霉素

5. 选择抗生素的最佳依据是根据（　）。
A. 感染的严重程度
B. 细菌的数量
C. 患者的意愿
D. 药物敏感试验
E. 脓液的性质

6. 休克早期的最主要临床特征是（　）。
A. 血压下降
B. 脉压缩小
C. 脉搏细数
D. 四肢冰冷
E. 尿量减少

7. 与动脉导管未闭患者心排出量降低无关的是（　）。
A. 心脏畸形
B. 高血压
C. 血容量不足
D. 心律失常
E. 水电解质失衡

8. 休克患者最基本的病理生理改变为（　）。
A. 有效循环血量锐减和组织灌注不足
B. 循环血量锐减和微循环障碍
C. 微循环障碍和代谢障碍
D. 组织灌注不足和细胞受损
E. 微循环障碍和组织灌注不足

9. 在休克的治疗中，应用血管扩张剂前应注意（　）。
A. 控制感染
B. 纠正水电解质失衡
C. 控制原发病
D. 补足血容量
E. 采用休克体位

10. 肝门静脉高压症形成后首先出现的是（　）。
A. 肝肿大
B. 脾肿大
C. 腹水
D. 呕血
E. 交通支扩张

11. 患者，女性，26 岁。因右下腹疼痛 1 小时就诊，诊断为宫外孕。此时患者烦躁不安、皮肤苍白、湿冷，BP 90/70mmHg，P 118 次/分。此患者应属于（　）。
A. 无休克
B. 休克早期
C. 休克期
D. 休克晚期
E. DIC 期

12. 术前一日护士评估主动脉狭窄患者时发现其血离子水平不稳定，护士需要通知医师采取措施的指标是（　）。
A. 血钠 140mmol/L
B. 血钙 2. 32mmol/L
C. 血钾 3. 1mmol/L
D. 血氯 101mmol/L
E. 血糖 6. 6mmol/L

13. 主动脉瓣狭窄时心肌耗氧量增加的主要原因（　）。
A. 左心室肥厚
B. 右心室肥厚
C. 心室肌肥厚
D. 心房肌肥厚
E. 静脉充血

14. 患者，男性，35 岁。因反复呕血、黑便 3 小时入院后休克，在补液治疗中，循环灌注改善与否的重要判断指标是（　）。
A. 血压回升
B. 皮肤红润
C. 尿量增加
D. 呼吸、脉搏减慢
E. 肢端温暖

15. 患者，男性，42 岁。骨盆骨折致失血性休克，补液时测患者中心静脉压正常，血压偏低，予 5～10 分钟静脉注入等渗盐水 250ml。如中心静脉压增高、血压不升，提示（　）。
A. 血容量不足
B. 血容量过多
C. 心功能不全
D. 容量血管过度收缩
E. 血容量相对不足

16. 肝门静脉高压症的并发症不包括（　）。
A. 血管吻合口破裂出血
B. 静脉血栓
C. 肺感染
D. 肝性脑病
E. 嗜睡、谵妄

17. 主动脉瘤患者因严重的胸痛急诊入院，入院后表现非常的焦虑和紧张，可以帮助患者减轻恐惧的措施是（　）。
A. 陪伴患者，自我介绍，解释病房环境
B. 安慰患者，告诉患者不要再想疼痛了

C. 告诉患者镇痛药物半小时内就会发生作用
D. 介绍监护仪器
E. 指导患者放松训练

18. 治疗和抢救低血容量性休克的最基本和首要的措施是（　）。
A. 积极去除病因
B. 维持呼吸道通畅
C. 应用血管活性药物
D. 迅速补充血容量
E. 改善微循环灌注

19. 患者，女性，67 岁。因上消化道出血致低血容量休克。该患者最理想的体位为（　）。
A. 头低足高位
B. 头高足低位
C. 仰卧中凹位
D. 平卧位
E. 侧卧位

20. 二尖瓣关闭不全行人工瓣膜置换术的患者，术后饮食指导护士应告知（　）。
A. 多吃蔬菜、水果等富含维生素的饮食
B. 避免高脂肪、高蛋白饮食
C. 少吃海鲜
D. 低盐饮食
E. 多吃蔬菜、水果，避免进食含维生素 K 的食物

21. 护士在指导二尖瓣狭窄患者术后功能锻炼时，正确的内容是（　）。
A. 每天循序渐进功能锻炼，即使出现心悸、气短表现也最好坚持
B. 术后绝对卧床，等心功能完全恢复后再进行锻炼
C. 术后早期肢体床上被动、主动运动
D. 术后采取半卧位，抬高、固定下肢以促进静脉回流
E. 术后避免离床运动防止晕倒

22. Murphy 征阳性多见于（　）。
A. 急性胆囊炎
B. 急性胰腺炎
C. 胃十二指肠溃疡穿孔
D. 胆总管结石
E. 胆道蛔虫病

23. 冠状动脉搭桥的患者术后告诉护士，取血管的大腿疼痛，护士应立即采取的措施是（　）。
A. 评估该侧肢体的温度和循环情况
B. 使用镇痛药
C. 抬高该侧肢体 15°~30°
D. 帮助患者按摩该侧肢体以减轻疼痛
E. 通知医师

24. 刚入院的房间隔缺损的患者，护士在身体评估的时候会发现患者（　）。
A. 口唇发绀、双颊红润
B. 身体瘦小
C. 心前区收缩期杂音
D. 智力下降
E. 口齿不清

25. 患者，女性，62 岁。因胆道结石、胆道感染致休克，正在快速输液，监测患者 CVP 10cmH_2O，BP 80/60mmHg。该患者应采取的处理措施是（　）。
A. 充分补液
B. 给强心药
C. 纠正酸中毒
D. 舒张血管
E. 补液试验

26. 增加冠心病复发的危险的生活方式是（　）。
A. 适当饮酒
B. 控制饮食总热量，不用控制体重
C. 减少饱和脂肪酸的摄入，增加不饱和脂肪酸的摄入
D. 定期锻炼
E. 减少富含嘌呤食物的摄入

27. 引起二尖瓣狭窄最常见的原因是（　）。
A. 风湿性心脏病
B. 先天畸形
C. 感染性心内膜炎
D. 冠心病
E. 上呼吸道感染

28. 术前需预防性应用抗生素的是（　）。
A. 肌腱修补术
B. 心脏换瓣手术
C. 足底疣手术
D. 隆鼻手术
E. 乳腺手术

29. 患者，男性，42 岁。主动脉瓣狭窄患者，吸烟 20 年，护士指导其戒烟时不正确的解释是（　）。
A. 烟中的尼古丁会引起血压升高
B. 吸烟会引起痰液增多
C. 烟中的尼古丁会使周围血管收缩，但不引起心输出量的变化
D. 吸烟会引起左心心室排空阻力增加
E. 吸烟会导致动脉粥样硬化

30. 直肠癌手术前准备，下列处理不正确的是（　）。
A. 术前 2~3 天进流质
B. 术前 3 天服用肠道吸收抗生素
C. 应用维生素 K
D. 术前清洁灌肠
E. 术前口服番泻叶

31. 胰腺癌术后的并发症不包括（　）。
A. 出血
B. 感染
C. 胰瘘
D. 胆瘘
E. 休克

32. 乳腺癌好发于（　）。
A. 乳晕内
B. 乳房内上象限
C. 乳房内下象限
D. 乳房外上象限
E. 乳房外下象限

33. 肾结核最初的典型症状是（　）。
A. 血尿
B. 脓尿
C. 尿频
D. 肾区疼痛
E. 排尿困难

34. 骨盆骨折最严重的并发症是（　）。
A. 腹膜后巨大血肿
B. 泌尿系感染
C. 压疮
D. 泌尿系结石
E. 疼痛

35. 患者，女性，38 岁。左肾结核、无功能，右肾轻度积水、功能尚可，膀胱容量正常，双上肺浸润性肺结核。目前的治疗措施是（　）。
A. 左肾切除
B. 左肾部分切除

C. 左肾造瘘
D. 右肾造瘘
E. 抗结核治疗

二、多选题（以下每道考题有5个备选答案，每道题至少有2个正确答案）

1. 肾结核可引起（　）。
A. 结核性肾盂肾炎
B. 肾脓肿
C. 输尿管结核
D. 膀胱结核
E. 尿道结核

2. 脊柱结核易发生截瘫的部位有（　）。
A. 胸椎
B. 骶椎
C. 颈椎
D. 腰椎
E. 尾椎

3. 造成呼吸机高压报警的情况有（　）。
A. 咳嗽
B. 分泌物堵塞气道
C. 管道扭曲
D. 自主呼吸与呼吸机拮抗
E. 气囊破裂

4. 外科重症监护病房（ICU）收治对象包括（　）。
A. 急性传染病患者
B. 严重创伤患者
C. 严重中毒患者
D. 精神病患者
E. 严重代谢紊乱患者

5. 采用格拉斯哥昏迷计分法判断患者的意识状态时应了解的内容包括（　）。
A. 睁眼反应
B. 语言反应
C. 运动反应
D. 肌肉张力
E. 瞳孔对光反应

6. 肺毛细血管楔压测定主要了解（　）。
A. 肺静脉功能状态
B. 右心房功能状态
C. 左心房功能状态
D. 左心室功能状态
E. 上、下腔静脉压变化

7. 呼吸功能的血气分析指标包括（　）。
A. 潮气量
B. 动脉血二氧化碳分压
C. 碳酸氢盐
D. 血浆CO_2总量
E. 二氧化碳结合力

8. 反映营养状态的人体测量评估指标有（　）。
A. 体质指数（曾称体重指数）
B. 体重
C. 上臂中点肌周径
D. 肱二头肌皮褶厚度
E. 肱三头肌皮褶厚度

9. 关于肠内营养，叙述正确的有（　）。
A. 肠内营养比肠外营养更符合生理，并发症少
B. 只要肠道有功能，尽量采用肠内营养支持
C. 昏迷患者不能用肠内营养支持
D. 营养液输入初始应缓慢、低浓度

E. 营养液的温度应接近体温

10. 腰椎间盘突出症是指（ ）。
A. 软骨板松动
B. 纤维环破裂
C. 后纵韧带断裂
D. 前纵韧带断裂
E. 髓核突出

11. 全胃肠外营养支持患者可能发生的代谢性并发症有（ ）。
A. 低血糖性休克
B. 空气栓塞
C. 血栓性浅静脉炎
D. 锁骨下静脉血栓形成
E. 非酮性高渗性高血糖性昏迷

12. 以下关于乳腺癌内分泌治疗的说法哪些是错误的（ ）。
A. 卵巢切除是内分泌治疗的手段之一
B. 内分泌治疗是乳腺癌综合治疗的重要部分
C. 绝经后雌激素受体阳性患者不适用内分泌治疗
D. 所有的乳腺癌患者都能从内分泌治疗中获益
E. 他莫昔芬可降低乳腺癌术后复发及转移

13. 急性化脓性骨髓炎做局部固定的目的有（ ）。
A. 有利肢体休息
B. 防止畸形
C. 防止病理性骨折
D. 避免感染波及关节
E. 减轻症状

14. 儿茶酚胺增多症包括（ ）。
A. 肾上腺髓质增生
B. 肾上腺腺瘤
C. 肾上腺皮质增生
D. 肾上腺嗜铬细胞瘤
E. 肾上腺外嗜铬细胞瘤

15. 良性前列腺增生患者主要存在的护理诊断为（ ）。
A. 排尿障碍
B. 急性疼痛
C. 出血
D. 尿失禁
E. 营养低于机体需要量

16. 高钾血症的心电图改变是（ ）。
A. PR 间期缩短
B. Q–T 间期延长
C. 出现 U 波
D. ST 段降低
E. T 波高尖

17. 大面积烧伤患者抗休克治疗常用的液体有（ ）。
A. 平衡盐溶液
B. 碳酸氢钠等渗盐水
C. 中分子右旋糖酐
D. 低分子右旋糖酐
E. 血浆

18. 常用的治疗休克的血管扩张剂包括（ ）。
A. 酚妥拉明
B. 去甲肾上腺素
C. 酚苄明
D. 阿托品
E. 山莨菪碱

19. 肿瘤的内源性因素包括（ ）。
A. 物理性
B. 遗传倾向性

C. 内分泌
D. 免疫
E. 营养因素

20. 骨肉瘤的特点为（　）。
A. 多见于老年人
B. 好发于长管状骨干骺端
C. 恶性程度高，预后差
D. 截肢后3年生存率颇高
E. 切面呈多彩状

三、案例分析题（每个案例至少有3个提问，每个提问有多个备选答案，其中正确答案有1个或几个）

（1~5题共用题干）

患者，男性，21岁。腹部闭合性损伤2小时。BP 52/40mmHg，P 150次/分，R 36次/分。患者神情淡漠、口唇发绀。Hb 68g/L，腹腔穿刺抽出不凝固血。

1. 估计患者失血量占全身血容量的（　）。
A. 10%以上
B. 20%以上
C. 30%以上
D. 40%以上
E. 80%以上

2. 此时首要的处理措施是（　）。
A. 应用血管收缩剂
B. 立即行剖腹探查止血术
C. 应用大剂量止血药物
D. 快速补充新鲜全血
E. 快速补充晶体液和人工胶体液

3. 目前对患者最佳的治疗方案是（　）。
A. 快速大量输血补液
B. 立即行剖腹探查止血术
C. 快速输血补液同时行剖腹探查止血术
D. 待休克纠正后行剖腹探查止血术
E. 尽早应用血管收缩剂

4. 在快速大量输血补液时，判断血容量补充充足与否的最可靠指标包括（　）。
A. 血压
B. 中心静脉压
C. 尿量
D. 脉搏
E. 肢端温度

5. 目前对该患者的病情观察，重要的有（　）。
A. 血压
B. 尿量
C. 中心静脉压
D. 肢体活动度
E. 脉率

（6~12题共用题干）

患者，男性，65岁。有43年吸烟史，患慢性阻塞性肺气肿10年。入院主诉胸闷、气促伴胸痛。体检：BP 165/90mmHg，双肺有哮鸣音，踝部有指压性凹陷。动脉血气检查：pH 7.32，$PaCO_2$ 70mmHg，HCO_3^- 34mmol/L。心电图示心室纤维颤动。

6. 该患者属于酸碱代谢失衡类型中的（　）。
A. 呼吸性酸中毒
B. 呼吸性碱中毒
C. 代谢性碱中毒
D. 代谢性酸中毒
E. 混合型酸碱失衡

7. 引起该患者心室纤维颤动的最可能原因为（　）。
A. 高钙血症

B. 低钙血症
C. 高钾血症
D. 低钾血症
E. 低钠血症

8. 对该患者的处理原则中最重要的是（　）。
A. 应用三羟甲基氨基甲烷（THAM）纠正酸中毒
B. 解除呼吸道梗阻，改善气体交换功能
C. 应用抗生素控制呼吸道感染
D. 保证有充分的氧气吸入
E. 注射呼吸中枢兴奋剂

9. 下列有关高钾血症的治疗措施，正确的是（　）。
A. 透析疗法
B. 静脉注射5%碳酸氢钠
C. 静脉滴注生理盐水
D. 10%葡萄糖酸钙静脉注射
E. 25%葡萄糖+胰岛素静脉滴注

10. 血清钾过低时可引起的症状及体征不包括（　）。
A. 神经–肌肉应激性减退
B. 肌腱反射不变
C. 呼吸急促
D. 末梢血管痉挛
E. 心电图出现ST段升高

11. 经治疗后，该患者代谢紊乱纠正，心室纤维颤动消失，但心电监护中尚存有病理性Q波，其可能存在的既往史为（　）。
A. 心脏压塞
B. 心绞痛
C. 低钾血症
D. 高钾血症
E. 心肌梗死

12. 针对该患者的护理措施，正确的是（　）。
A. 解除呼吸道梗阻，改善气体交换功能
B. 采取仰卧位
C. 机械除颤
D. 静脉快速、大量补液，以纠正代谢紊乱
E. 加强对动脉血气分析结果的动态观察

（13~17题共用题干）

患者，男性，58岁。乙型肝炎病史10年，近2个月来自觉右上腹间歇性钝痛，夜间及劳累后加重，食欲缺乏，低热，消瘦。查体：肝浊音界上移，质硬，无腹水，无黄疸。腹部MRI平扫显示肝右后叶见一占位性病变，边界清楚，大小约4.2cm×5.3cm。实验室检查AFP升高，肝肾功能正常，患者无严重心肺疾病。诊断为原发性肝癌，无远处转移。

13. 与该患者发生原发性肝癌关系最大的是（　）。
A. 饮水污染
B. 肝良性肿瘤
C. 病毒性肝炎
D. 酒精中毒性肝硬化
E. 胆道感染

14. 患者可首选的治疗方案为（　）。
A. 无水乙醇注射治疗
B. 化学治疗
C. 射频消融
D. 放射治疗
E. 手术切除

15. 护士给予患者的术前护理中，做法正确的有（　）。
A. 给予高蛋白、高热量、高维生素、易消化饮食

B. 应用 H_2 受体阻滞剂，预防应激性溃疡出血
C. 低蛋白血症者可输血浆
D. 术前补充维生素 K 和凝血因子，改善患者凝血功能
E. 若患者严重焦虑影响睡眠，术前应给予巴比妥类药物保证其充分睡眠

16. 该患者的术后护理措施中，正确的是（　）。
A. 常规间断吸氧
B. 如术后引流管引出鲜血性液体 >100ml，应警惕腹腔内出血
C. 术后 48 小时内专人护理
D. 适量补充白蛋白和血浆
E. 鼓励患者早期下床活动，防止尿潴留、腹胀、深静脉血栓等术后并发症的发生

17. 该患者在术后 1 周出现体温升高，右上腹部胀痛、呃逆、脉速、白细胞计数升高，中性粒细胞达 0.90 以上。应首先考虑该患者可能发生的并发症是（　）。
A. 胆汁瘘
B. 肺感染
C. 肝断面出血
D. 应激性溃疡穿孔合并出血
E. 膈下积液及脓肿

（18～24 题共用题干）

患者，女性，59 岁。间歇无痛性肉眼全程血尿 6 个月，血尿颜色为鲜红色，伴片状小血凝块。

18. 该患者最有可能诊断为（　）。
A. 膀胱结石
B. 肾盂癌
C. 肾癌
D. 膀胱癌
E. 输尿管肿瘤

19. 临床确诊的方法不包括（　）。
A. 膀胱镜检查、活检
B. 尿脱落细胞检查
C. 膀胱造影
D. CT 检查
E. 排泄性尿路造影

20. 可帮助判断膀胱癌分期的检查包括（　）。
A. CT 检查
B. MRI 检查
C. B 超检查
D. 尿脱落细胞检查
E. 膀胱镜检查

21. 可帮助判断膀胱癌恶性程度的方法不包括（　）。
A. 尿流式细胞检查
B. MRI
C. 尿脱落细胞检查
D. 疼痛程度
E. Gleason 分级

22. 该患者的病理诊断为膀胱癌（T_1），治疗方法可采取（　）。
A. 免疫治疗
B. 化学治疗
C. 放射治疗
D. 全膀胱切除术
E. 经尿道电切术

23. 术后随访最重要的措施是（　）。
A. 膀胱镜检查
B. CT 检查
C. 尿常规检查
D. 尿脱落细胞检查

E. B 超检查

24. 预防和推迟膀胱癌复发的措施不包括（ ）。
A. 戒烟
B. 加强劳动保护
C. 膀胱灌注卡介苗
D. 定期门诊随访
E. 膀胱灌注化学治疗

（25～30 题共用题干）

患者，男性，60 岁。主因四肢无力、握力弱、精细活动失调、步态不稳、有踩棉花样感就诊。

25. 该患者可初步诊断为（ ）。
A. 脊髓型颈椎病
B. 椎动脉型颈椎病
C. 神经根型颈椎病
D. 腰椎结核
E. 交感神经型颈椎病

26. 该患者临床查体体征包括（ ）。
A. 双上肢病理征阳性
B. 双下肢病理征阳性
C. 双下肢腱反射减弱
D. 双下肢肌张力增高
E. 双手精细活动减弱

27. 该患者病情加重后的临床表现包括（ ）。
A. 上运动神经元损伤的表现
B. 四肢反射亢进
C. 肌张力增强
D. 躯体有感觉障碍平面
E. 躯体有括约肌功能障碍

28. 该患者影像学检查中价值最高的是（ ）。
A. CT 检查
B. X 线检查
C. MRI 检查
D. PET-CT 检查
E. ECT 检查

29. 患者经诊断明确后应进行的治疗包括（ ）。
A. 卧床
B. 推拿按摩
C. 前路减压
D. 药物理疗
E. 后路减压

30. 完善常规检查后，在局麻下行颈椎后路减压术，术后护理包括（ ）。
A. 头低足高位
B. 颈部制动
C. 观察呼吸
D. 观察伤口出血
E. 平衡翻身

（31～35 题共用题干）

患者，女性，30 岁。创伤性休克后入住 ICU，护士进行抽血时，血不易抽出，易凝固，皮肤有出血点，紫斑。

31. 患者若注射部位出血，应考虑为（ ）。
A. 呼吸窘迫综合征
B. 急性肾衰竭
C. 肝功能衰竭
D. 心功能衰竭
E. 弥散性血管内凝血（DIC）

32. DIC 患者最早的临床表现是（ ）。
A. 皮肤黏膜出血
B. 消化道出血
C. 伤口出血
D. 注射部位出血
E. 取血时血液不易抽出，血易凝固

33. 急性 DIC 高凝期应及时应用（　）进行治疗。
A. 肝素
B. 止血药
C. 凝血因子
D. 阿司匹林
E. 抗纤溶液

34. 弥散性血管内凝血患者进行抗纤溶药物治疗时，常用的药物有（　）。
A. 氨基己酸
B. 氨甲苯酸
C. 氨甲环酸
D. 双嘧达莫
E. 阿司匹林

35. 弥散性血管内凝血患者在肝素治疗的同时，可根据病情输注（　）以补充血小板和凝血因子。
A. 新鲜全血
B. 生理盐水
C. 新鲜血浆
D. 纤维蛋白原
E. 浓缩血小板

（36～42 题共用题干）

患者，女性，50 岁。30 分钟前从摩托车上摔下，左枕部着地，当时不省人事，双侧瞳孔等圆等大，直径约 2.5mm，呕吐 3 次，为胃内容物，量多，非喷射状。约 30 分钟后患者清醒，诉头痛、恶心，但四肢活动好，继续上路；3 分钟后，患者又不省人事。查体：体温 36.8℃，脉搏 60 次/分，呼吸 15 次/分，血压 165/83mmHg，右侧瞳孔 5mm，左侧瞳孔 2.5mm，对刺痛能睁眼、呻吟，对语言不能应答，左侧肢体运动反应只能肢体过伸。

36. 患者可初步诊断的疾病有（　）。
A. 急性重型闭合性颅脑损伤
B. 脑挫裂伤
C. 硬脑膜外血肿
D. 头皮损伤
E. 颅内肿瘤

37. 急诊最好应先进行的检查为（　）。
A. CT 检查
B. MRI 检查
C. X 线检查
D. B 超检查
E. 腰穿检查

38. 此时应采取的主要护理措施有（　）。
A. 给氧
B. 取头低足高位
C. 防止休克
D. 保持呼吸道通畅
E. 建立静脉通道

39. 急性颅脑损伤患者躁动不安时，应采取的处理措施有（　）。
A. 寻找躁动原因
B. 加以适当约束保护
C. 注射镇静药物
D. 注射吗啡镇痛
E. 输入脱水剂减压

40. 脑挫裂伤患者可能出现的主要护理诊断有（　）。
A. 清理呼吸道无效：与脑损伤后意识障碍有关
B. 潜在并发症：脑疝
C. 潜在并发症：癫痫发作
D. 营养失调：低于机体需要量：与脑损伤后高代谢、呕吐、高热等有关
E. 有失用综合征的危险：与脑损伤后意识和肢体功能障碍及长期卧床有关

41. 颅脑损伤患者的病情观察主要内容包括（　）。
A. 意识
B. 瞳孔
C. 生命体征
D. 神经系统反射
E. 伤口情况

42. 术后第3天，患者神志转差，各种反射下降，按医嘱行气管切开术。气管切开的目的是（　）。
A. 解除喉梗阻
B. 吸除下呼吸道分泌物
C. 降低呼吸阻力
D. 避免误吸
E. 对呼吸停止者施行正压人工呼吸

（43～45题共用题干）

患者，男性，33岁。因甲状腺功能亢进准备接受手术治疗。查体：体温36.6℃，脉搏110次/分，呼吸19次/分，血压125/75mmHg。

43. 术前该患者需服用既能抑制甲状腺素释放，又能减少甲状腺血流量的药物是（　）。
A. 阿托品
B. 普萘洛尔
C. 硫氧嘧啶
D. 甲状腺素
E. 复方碘化钾

44. 护士应在术前指导患者练习（　）。
A. 侧卧位
B. 脊柱过伸位
C. 头颈过伸位
D. 去枕平卧位
E. 垫枕平卧位

45. 甲亢的临床表现包括（　）。
A. 高代谢症群
B. 弥漫性甲状腺肿
C. 眼征
D. 皮损
E. 甲状腺肢端病

参考答案

一、单选题

1. C	2. A	3. B	4. A	5. D	6. B	7. B	8. A	9. D	10. B
11. B	12. C	13. A	14. C	15. C	16. C	17. A	18. D	19. C	20. E
21. C	22. A	23. A	24. B	25. E	26. B	27. A	28. B	29. C	30. B
31. E	32. D	33. C	34. A	35. A					

二、多选题

1. ABCDE	2. AC	3. ABCD	4. BCE	5. ABC
6. ACD	7. BCDE	8. ABCE	9. ABDE	10. BE
11. AE	12. CD	13. ABC	14. ADE	15. ABCD
16. BE	17. ABCE	18. ACDE	19. BCDE	20. BCE

三、案例分析题

1. D	2. E	3. C	4. BC	5. ABCE
6. A	7. C	8. B	9. ABDE	10. BCDE
11. E	12. ACE	13. C	14. E	15. ABCD
16. ABCD	17. E	18. C	19. BCDE	20. ABCE
21. E	22. E	23. A	24. D	25. A
26. ABDE	27. ABCDE	28. C	29. ACDE	30. BCDE
31. E	32. E	33. A	34. ABC	35. ACDE
36. ABC	37. A	38. ACDE	39. AB	40. ABCDE
41. ABCD	42. BD	43. E	44. C	45. ABCDE

高级卫生专业技术资格考试用书
外科护理学模拟试卷（二）

中国协和医科大学出版社
北　京

模拟试卷（二）

一、单选题（以下每道考题有5个备选答案，请选择1个最佳答案）

1. 双侧肾结核患者最佳的治疗方法是（ ）。
   A. 选择较严重的一侧行肾切除
   B. 先给予抗结核药物治疗，再切除严重的一侧肾
   C. 结肠膀胱术
   D. 肾造瘘术
   E. 肾空洞引流术

2. 中心静脉压的意义在于（ ）。
   A. 反映右心充盈情况
   B. 反映左心充盈情况
   C. 指导左心衰竭的治疗
   D. 反映肺毛细血管床的流量
   E. 反映肺小动脉梗阻情况

3. 急性化脓性骨髓炎的主要致病菌是（ ）。
   A. 大肠埃希菌
   B. 乙型链球菌
   C. 白色葡萄球菌
   D. 溶血性链球菌
   E. 金黄色葡萄球菌

4. 可出现平均肺动脉压降低的是（ ）。
   A. 肺血管阻力升高
   B. 二尖瓣狭窄
   C. 肺动脉狭窄
   D. 左心功能不全
   E. 肺血流量增加

5. 重症监护病房（ICU）的收治对象不包括（ ）。
   A. 休克患者
   B. 大手术患者
   C. 急性肾衰竭患者
   D. 器官移植患者
   E. 晚期恶性肿瘤患者

6. 患者，男性，19岁。左胸部刀刺伤半小时，意识处于浅昏迷状态、口唇明显发绀、血压58/40mmHg，P 148次/分。估计失血量为（ ）。
   A. 800~1000ml
   B. 1000~1200ml
   C. 1200~1400ml
   D. 1400~1600ml
   E. >1600ml

7. 呼吸监测最直接的指标是（ ）。
   A. 呼吸频率
   B. 有无发绀
   C. 血氧饱和度
   D. 血气分析
   E. 肺功能测定

8. 经鼻胃管灌注要素饮食时的最佳体位是（ ）。
   A. 去枕平卧位
   B. 左侧卧位
   C. 右侧卧位
   D. 垫枕平卧位
   E. 半卧位

9. 长期胃肠外营养患者置管的部位是（ ）。
   A. 手部静脉

B. 足部静脉
C. 股静脉
D. 上腔静脉
E. 下腔静脉

10. 无菌环境下配制的要素饮食，冷藏时间应小于（ ）。
A. 2 小时
B. 4 小时
C. 8 小时
D. 12 小时
E. 24 小时

11. 关于低血容量性休克，以下陈述不正确的是（ ）。
A. 病因包括失血、失液、创伤等
B. 不一定伴有严重创伤
C. 创伤后疼痛严重者需适当给予镇痛剂
D. 治疗首先考虑输血以补充血容量
E. 治疗首先考虑静脉快速滴注平衡液

12. 关于肠外营养的护理，下列叙述正确的是（ ）。
A. 首选中心静脉途径
B. 可经静脉营养管输血
C. 可经中心静脉导管取血
D. 怀疑导管败血症时应用抗生素
E. 葡萄糖、氨基酸和脂肪乳最好单独输注

13. 反映机体脂肪或能量贮备的人体测量指标是（ ）。
A. 体重指数
B. 体重
C. 上臂周径
D. 上臂肌围
E. 皮褶厚度

14. 患者，男性，49 岁。因急性腹膜炎手术治疗后第 2 天，BP 80/56mmHg，心率 130 次/分，CVP 12cmH_2O，血 pH 7.33。此时的治疗应首选（ ）。
A. 快速大量补液
B. 应用缩血管药物
C. 纠正酸中毒
D. 应用强心剂
E. 快速补充全血或血浆

15. 为防止全麻时呕吐和手术后腹胀，手术前禁食、禁饮的时间是（ ）。
A. 4 小时禁食，2 小时禁水
B. 6 小时禁食，4 小时禁水
C. 8 小时禁食，6 小时禁水
D. 10 小时禁食，4 小时禁水
E. 12 小时禁食，4~6 小时禁水

16. 机体调节酸碱平衡最迅速的途径是（ ）。
A. 肺脏
B. 肾脏
C. 血液缓冲系统
D. 细胞内外离子交换
E. 神经–内分泌

17. 关于胃癌，下列叙述不正确的是（ ）。
A. 胃癌占我国消化道肿瘤的第 1 位
B. 胃癌发病年龄以 40~60 岁多见
C. 胃癌发生部位多在胃窦，其次是胃小弯
D. 胃大弯和前壁一般不发生胃癌
E. 贲门区的胃癌比胃大弯更常见

18. 胃大部切除术后患者的饮食护理是（ ）。
A. 第 1 天进流食，第 4 天进半流食
B. 第 2 天进流食，第 4 天进半流食
C. 第 3 天进流食，第 5 天进半流食

D. 第3天进流食，1周进半流食
E. 第4天进流食，2周进半流食

19. 患者，男性。甲状腺手术后第5天拆线，伤口术后愈合良好，无不良反应。该切口愈合属于（　）。
A. Ⅰ类甲级
B. Ⅰ类乙级
C. Ⅱ类甲级
D. Ⅱ类乙级
E. Ⅲ类甲级

20. 游离植皮术后最重要的是（　）。
A. 绷带包扎压力均匀
B. 在术后1周换药
C. 植皮区多层敷料加压包扎
D. 局部抬高以利静脉回流
E. 植皮区肢体制动

21. 关于骨巨细胞瘤的描述不正确的是（　）。
A. 多发生于股骨远端、胫骨近端及桡骨远端
B. 经手术刮除后易局部复发
C. 早期局部彻底切刮术加灭活处理是治疗的关键
D. 多发生于20~40岁的青壮年
E. 多发生于长骨骨干

22. 在恶性肿瘤的淋巴道转移中，下列最多见的是（　）。
A. 穿过或绕过淋巴结的“跳跃式”转移
B. 经皮肤真皮层淋巴管转移
C. 在毛细淋巴管内形成癌栓
D. 经皮肤淋巴管转移
E. 区域淋巴结转移

23. 下列选项中，与乳腺癌患者的预后最密切的是（　）。
A. 肿块发生的象限
B. 原发肿瘤的大小
C. 有无腋窝淋巴结转移及数量
D. 肿瘤激素受体情况
E. 手术范围

24. 外科患者最容易发生的体液失调是（　）。
A. 等渗性缺水
B. 低渗性缺水
C. 高渗性缺水
D. 急性水中毒
E. 慢性水中毒

25. 终末血尿提示病变部位在（　）。
A. 前尿道
B. 后尿道或膀胱基底部
C. 肾
D. 输尿管
E. 肾盂

26. 不符合静脉补钾原则的是（　）。
A. 尿量须在30ml/h以上
B. 输液中氯化钾浓度<0.3%
C. 滴速<60滴/分
D. 每日补充钾总量6~8g
E. 可先静脉推注少量10%氯化钾溶液

27. 正常成人每日需要的钾盐量为（　）。
A. 1~1.5g
B. 2~3g
C. 3.5~4g
D. 5~6g
E. 7~8g

28. 患者，男性，50岁。患十二指肠溃疡近18年，胃镜检查提示有幽门梗阻，近

10 天来持续性呕吐。可造成（ ）。
A. 低氯高钾碱中毒
B. 低钾性酸中毒
C. 低氯低钾酸中毒
D. 低氯高钠碱中毒
E. 低氯低钾碱中毒

29. 救治感染性休克时应采取（ ）。
A. 边抗休克边治疗感染
B. 抗休克好转后治疗感染
C. 先纠正酸中毒
D. 先抗感染
E. 首先输血

30. 急性呼吸窘迫综合征的最基本的病理改变是（ ）。
A. 低氧血症
B. 酸中毒
C. 肺泡内及间质水肿
D. 血管通透性增高
E. 肺泡表面活性物质缺失

31. 患者，男性，48 岁。开胸术后 2 天，呼吸快，有呼吸窘迫感，之后出现发绀，吸氧无好转。肺部未闻啰音，X 线胸片未见异常，动脉血氧分压下降。考虑当前患者发生了（ ）。
A. 肺部感染
B. 胸膜炎
C. 肺不张
D. 呼吸窘迫综合征
E. 急性心衰

32. 女性，40 岁。创伤性休克，护士抽血时不易抽出，血易凝，皮肤有少量淤点。目前患者出现了（ ）。
A. 心功能衰竭
B. 肾衰竭
C. 弥散性血管内凝血
D. 肝功能衰竭
E. 急性呼吸窘迫综合征

33. 测定中心静脉压时，测压的玻璃管的零点应在（ ）。
A. 锁骨中点水平
B. 剑突水平
C. 胸骨角水平
D. 右心房中点水平
E. 右心室中点水平

34. 手术前患者最常见的护理诊断是（ ）。
A. 体液不足
B. 营养失调
C. 体温过高
D. 焦虑或恐惧
E. 潜在并发症

35. 患者，男性。右肾结核行右肾切除后 1 年，近日出现尿量逐渐减少，血肌酐及尿素氮逐渐升高。最可能的原因是（ ）。
A. 左肾结核
B. 左输尿管堵塞
C. 左输尿管狭窄
D. 左肾感染
E. 左输尿管结石

二、多选题（以下每道考题有 5 个备选答案，每道题至少有 2 个正确答案）

1. 关于全营养混合液的叙述正确的是（ ）。
A. 混合后液体的渗透压降低，使经外周静脉输注成为可能
B. 3 升袋中含有的营养成分全面
C. 有较好的热氮比，增加节氮效果
D. 较单瓶输注方法更容易出现并发症

E. 输液过程简单，节省护理时间

2. 低钾血症见于（　）。
   A. 长期不能进食者
   B. 严重呕吐患者
   C. 急性肾衰竭少尿期患者
   D. 代谢性碱中毒患者
   E. 大量注射葡萄糖，并与胰岛素合用者

3. 根据休克的原因，休克可以分为（　）。
   A. 低血容量性休克
   B. 感染性休克
   C. 神经源性休克
   D. 心源性休克
   E. 过敏性休克

4. 肾结核的诊断要点包括（　）。
   A. 尿频、尿急、尿痛等慢性膀胱炎症状
   B. 血尿
   C. 抗感染治疗明显好转
   D. 影像学检查
   E. 尿结核分枝杆菌阳性

5. 诊断弥散性血管内凝血不可缺少的检查有（　）。
   A. 血小板计数
   B. 纤维蛋白原定量
   C. 凝血酶原时间
   D. 红细胞比容测定
   E. 鱼精蛋白副凝试验

6. 甲状腺大部切除术后呼吸困难和窒息的原因有（　）。
   A. 切口内出血形成血肿
   B. 气管塌陷
   C. 喉头水肿
   D. 双侧喉返神经损伤
   E. 镇痛药用量不足

7. 乳腺癌依不同演变过程分为（　）。
   A. 非浸润性癌
   B. 早期浸润性癌
   C. 浸润性癌
   D. 浸润性非特殊癌
   E. 炎性乳癌

8. 肝、脾和肾较其他腹腔脏器更容易受损的原因包括（　）。
   A. 血管丰富
   B. 组织结构脆弱
   C. 解剖位置较深
   D. 位置比较固定
   E. 为实质性脏器

9. 胃癌早期可出现的临床症状为（　）。
   A. 上腹不适
   B. 嗳气、反酸
   C. 食欲减退
   D. 上消化道大出血
   E. 轻度贫血

10. 麻痹性肠梗阻常见于（　）。
   A. 急性弥漫性腹膜炎
   B. 低钾血症
   C. 细菌感染
   D. 尿毒症
   E. 铅中毒

11. 肝门静脉高压主要的病理变化有（　）。
   A. 脾大、脾功能亢进
   B. 肾衰竭
   C. 交通支扩张
   D. 腹水
   E. 黄疸

12. 雷诺尔德五联症的表现有（　）。
   A. 腹痛

B. 发热
C. 黄疸
D. 休克
E. 精神症状

13. 避免颅内压突然增高的措施有（ ）。
A. 保持呼吸通畅
B. 保持排便通畅
C. 控制咳嗽
D. 控制癫痫发作
E. 妥善保护，加以约束

14. 降低颅内压的全身性治疗方法有（ ）。
A. 最小刺激
B. 应用镇静剂和/或神经肌肉阻滞剂
C. 控制血糖
D. 过度换气
E. 控制体温

15. 脑疝的急救护理是（ ）。
A. 加强心理护理，保持周围环境安静
B. 呼吸骤停的枕大孔疝者，立即做好钻颅术准备
C. 监测生命体征
D. 保持呼吸道通畅
E. 迅速降低颅内压

16. 多根多处肋骨骨折，患者胸壁包扎固定的作用为（ ）。
A. 镇痛
B. 消除反常呼吸
C. 有利于咳嗽
D. 有利于患者活动
E. 消除纵隔摆动

17. 人工膝关节置换术的适应证包括（ ）。
A. 膝关节各种炎症性关节炎
B. 胫骨高位截骨术失败后的骨性关节炎
C. 部分创伤性关节炎和部分老年人的髌骨关节炎
D. 静息的感染性关节炎（包括结核）
E. 部分原发的或继发性骨软骨坏死性疾病

18. 人工膝关节置换术的护理诊断包括（ ）。
A. 焦虑/恐惧
B. 疼痛
C. 躯体移动障碍
D. 有失用综合征的危险
E. 知识缺乏

19. 食管癌患者早期的临床表现包括（ ）。
A. 进食哽噎感
B. 胸骨后针刺样痛
C. 胸痛，声音嘶哑
D. 进行性吞咽困难
E. 进行性营养不良

20. 肾挫伤的病理变化是（ ）。
A. 肾包膜完好
B. 肾包膜裂伤
C. 肾实质轻微受损
D. 包膜下血肿
E. 肾盂、肾盏黏膜裂伤

三、案例分析题（每个案例至少有3个提问，每个提问有多个备选答案，其中正确答案有1个或几个）

（1~7题共用题干）

患者，女性，53岁。体重50kg。右半结肠切除术后，给予全营养混合液（TNA）2000ml经颈内静脉输注，3小时后患者出现嗜睡、幻觉，随即昏迷。实验室检查：血糖33.3mmol/L，血清钠155mmol/L，血浆渗透

压 360mmol/L；尿糖强阳性，尿酮（-）。此时已输入 TNA 1000ml。已知该患者既往无糖尿病病史。

1. 患者可能并发的代谢性疾病为（　）。
   A. 高脂血症
   B. 低血糖性休克
   C. 肠源性感染
   D. 脂肪超载综合征
   E. 非酮性高渗性高血糖性昏迷

2. 出现上述并发症的最可能原因为（　）。
   A. 患者的基础疾病所致
   B. TNA 液中糖浓度过高
   C. TNA 液已污染或变质
   D. TNA 液中糖浓度过高、输入速度过快
   E. 胰岛素相对过量

3. TNA 液的优点包括（　）。
   A. 以较佳的热氮比和多种营养成分同时进入体内，增加节氮效果，降低代谢并发症发生率
   B. 混合后液体的渗透压降低，使经外周静脉输注成为可能
   C. 单位时间内脂肪乳剂输入量大大低于单瓶输注，可避免因脂肪乳剂输注过快引起的副作用
   D. 使用过程中无需排气及更换输液瓶，简化了输注步骤
   E. 全封闭的输注系统减少了污染和空气栓塞的机会

4. 关于肠外营养输注途径的选择，叙述正确的有（　）。
   A. 营养支持在 2 周以内、治疗剂量不大的患者应选择外周静脉营养
   B. 因需要的热量高而难以由外周静脉营养提供时应用中心静脉营养
   C. 超过 2 周的胃肠外营养，必须从中心静脉 24 小时滴注
   D. 因单纯肠内营养不能满足需要而须同时辅以静脉营养的患者应选择中心静脉营养
   E. 需要较多热量的患者应选择中心静脉营养

5. 该患者经及时治疗后神志清晰，血糖和各项生化指标均恢复正常，尿糖（-）。继续经原颈内静脉途径接受 TNA 液输注，但经此管输注 2 周后患者又出现无法解释的发热、寒战、反应淡漠或烦躁不安。此时最应考虑的原因是（　）。
   A. 肠源性感染
   B. 导管性感染
   C. 穿刺部位感染
   D. 营养液成分过敏
   E. 胸导管损伤

6. 此时应采取的最有效措施为（　）。
   A. 每天清洁和消毒静脉穿刺部位
   B. 应用抗生素
   C. 留取 TNA 液进行培养
   D. 抽血做血培养
   E. 在排除其他部位感染的基础上，及时拔除该导管，并做微生物培养和药物敏感试验

7. 为预防上述并发症，下述护理措施中正确的有（　）。
   A. 每天清洁、消毒静脉穿刺部位
   B. 尽量避免经导管抽血或输血
   C. 观察穿刺部位有无红、肿、痛、热等感染征象
   D. 常规预防性使用抗生素
   E. 用 3M 透明胶布贴封导管穿刺处，并标明更换日期

(8~14 题共用题干)

患者，女性，22 岁。因腹痛、腹胀、呕吐、停止肛门排气 3 天到医院就诊。查体：体温 36.8℃，脉搏 80 次/分，呼吸 20 次/分，血压 96/60mmHg，营养状况差，皮肤黏膜干燥，眼窝凹陷，中等程度腹胀，无固定压痛点，肠鸣音亢进，可闻气过水声，移动性浊音阴性，血红蛋白 90g/L，红细胞 3.5×10^{12}/L，X 线检查见小肠有阶梯状液平面。询问病史 1 个月前曾因肠梗阻在外院行肠粘连松解术。

8. 该患者初步诊断可考虑为（ ）。
   A. 粘连性肠梗阻
   B. 坏死性肠炎
   C. 高位性肠梗阻
   D. 胃炎
   E. 绞窄性肠梗阻

9. 根据肠梗阻发生的基本原因，可将肠梗阻分为（ ）。
   A. 机械性肠梗阻
   B. 单纯性肠梗阻
   C. 动力性肠梗阻
   D. 血运性肠梗阻
   E. 绞窄性肠梗阻

10. 肠梗阻发生后肠管局部会出现的病理生理变化有（ ）。
   A. 梗阻以上肠管蠕动增加
   B. 肠蠕动减弱
   C. 肠腔积气积液
   D. 肠壁充血
   E. 肠壁水肿

11. 治疗过程中，患者出现持续性阵发性加剧的绞痛，可考虑为（ ）。
   A. 麻痹性肠梗阻
   B. 绞窄性肠梗阻
   C. 机械性肠梗阻伴感染
   D. 痉挛性肠梗阻
   E. 血运性肠梗阻

12. 绞窄性肠梗阻的临床特征有（ ）。
   A. 持续性剧烈疼痛
   B. 肠鸣音亢进
   C. 呕吐出现早
   D. 早期出现休克
   E. 没有腹膜刺激征

13. 粘连性肠梗阻非手术治疗时，正确的护理措施有（ ）。
   A. 禁食
   B. 流质饮食
   C. 胃肠减压
   D. 纠正水电解质紊乱和酸碱失衡
   E. 应用吗啡类止痛剂

14. 粘连性肠梗阻非手术治疗时，肠梗阻解除的标志有（ ）。
   A. 腹痛减轻
   B. 呕吐减少
   C. 脉率增快
   D. 腹胀消失
   E. 肛门有排气和排便

(15~22 题共用题干)

患者，女性，35 岁。半年前无明显诱因出现颈前肿大，当时没有自觉症状，近 2 个月来出现性情急躁、失眠、多梦、怕热、出汗，易饥饿，进食饭量增加，体重下降 3kg，偶然有心悸、气促、活动后加重，双手时有震颤。体检：甲状腺Ⅱ度弥漫性肿大，双眼轻度前突，双手轻度震颤，T 37.6℃，P 109 次/分，R 24 次/分，BP 130/80mmHg，甲状腺上、下极可闻及血管杂音。

15. 该患者可初步诊断的疾病为（ ）。
   A. 甲状腺腺瘤

B. 甲状腺功能亢进症
C. 甲状腺癌
D. 甲状腺血管瘤
E. 甲状腺功能减退症

16. 根据病史应该进行的检查有（　）。
A. 颈部体检以了解甲状腺肿大情况
B. 血清 T_3、T_4 含量测定
C. 心电图检查
D. 血清钾、磷、钙测定
E. 基础代谢率测定

17. 对此患者可以采取的治疗措施有（　）。
A. 服用 ATP、肌苷
B. 双侧甲状腺次全切除手术
C. 终身用量为丙硫氧嘧啶每日 200～400mg
D. 服用甲巯咪唑或卡比马唑
E. 丙硫氧嘧啶的维持剂量为每日 100～200mg

18. 该患者在手术前症状得到控制后，改服碘剂的主要作用包括（　）。
A. 抑制蛋白水解酶，减少甲状腺球蛋白的分解
B. 抑制甲状腺素的释放，控制基础代谢率
C. 抑制甲状腺的合成，控制基础代谢率
D. 预防甲状腺手术后甲状腺危象的发生
E. 减少甲状腺血流量，减少腺体充血

19. 甲状腺手术的适应证包括（　）。
A. 继发性甲亢或高功能腺瘤
B. 中度以上的原发性甲状腺功能亢进
C. 腺体较大，伴有压迫症状，或胸骨后甲状腺肿
D. 甲亢病程长
E. 抗甲状腺药物或 ^{131}I 治疗后复发，或长期坚持用药有困难

20. 该患者在全麻下行双侧甲状腺次切除手术后生命体征平稳，此时应注意防治的并发症有（　）。
A. 伤口出血或渗血
B. 术后呼吸困难和窒息
C. 喉返神经损伤
D. 泌尿系统感染
E. 手足抽搐

21. 手术后 12 小时，患者出现烦躁不安，主诉伤口疼痛，自觉颈部憋胀感。体查：呼吸困难，28 次/分，发绀，颈部肿胀，伤口敷料有少量渗血。此时导致患者发生呼吸困难和窒息的常见原因有（　）。
A. 双侧喉返神经损伤
B. 切口内出血压迫气管
C. 喉头水肿
D. 气管塌陷
E. 甲状腺肿块过大

22. 患者因血肿压迫所致呼吸困难和窒息时，应采取的抢救措施有（　）。
A. 立即静滴异丙肾上腺素
B. 立即进行床边抢救
C. 剪开缝线，敞开伤口
D. 迅速除去血肿
E. 结扎出血的血管

（23～30 题共用题干）

患者，女性，28 岁。颈部肿大 1 年余，性情急躁，容易激动，失眠、怕热、多汗，偶有心悸不适，血压 130/60mmHg，心率 104 次/分，双手常有细速的颤动。

23. 初步诊断主要考虑的疾病是（　）。
A. 甲状腺腺瘤
B. 甲状腺癌
C. 颈淋巴结结核
D. 颈部肿块
E. 甲状腺功能亢进症

24. 患者在清晨起床前测得血压为120/70mmHg，脉搏96次/分。此患者属于（　）。
A. 甲状腺功能正常
B. 甲状腺功能轻度亢进
C. 甲状腺功能中度亢进
D. 甲状腺功能重度亢进
E. 甲状腺功能低下

25. 患者的基础代谢率（BMR）波动范围在（　）。
A. +10%~+20%
B. +15%~+20%
C. +20%~+30%
D. +30%~+40%
E. +30%~+60%

26. 甲状腺手术前应指导此患者进行（　）体位的训练。
A. 平卧位
B. 侧卧位
C. 半卧位
D. 头颈过伸位
E. 去枕平卧位

27. 该患者在全麻下行双侧甲状腺次全切除术后的护理措施有（　）。
A. 血压平稳后取半卧位
B. 严密观察生命体征变化
C. 停用复方碘化钾
D. 保持呼吸道通畅
E. 引流管72小时后可拔除

28. 患者在手术后2小时突然出现烦躁不安，主诉呼吸困难。查体：颈部肿胀，切口敷料可见渗血，引流管引出血性液10ml。根据患者情况，应首先考虑为（　）。
A. 喉头水肿
B. 喉上神经损伤
C. 喉返神经损伤
D. 切口出血
E. 痰液堵塞

29. 患者出现手足抽搐的处理原则包括（　）。
A. 补充钙剂
B. 控制高磷食物
C. 补充维生素D_3
D. 使用镇静药物
E. 物理降温

30. 甲状腺危象的处理原则包括（　）。
A. 单纯服用复方碘化钠溶液
B. 静脉使用激素以拮抗应激反应
C. 使用镇静剂
D. 物理降温
E. 应用碘剂

（31~36题共用题干）

患者，男性，8岁。2周前无明显诱因出现严重头痛、头晕，左侧眼球内斜，右侧肢体乏力，时有恶心，无呕吐，发病后在当地医院就诊。MRI检查示：桥脑腹侧占位病变。

31. 颅内肿瘤的发病部位以（　）最多。
A. 大脑半球
B. 蝶鞍
C. 鞍区周围
D. 小脑脑桥角

E. 脑室及脑干

32. 该患儿可能存在的护理诊断包括（　）。
A. 疼痛：与颅内压增高有关
B. 自理缺陷：与肿瘤压迫导致肢体瘫痪及开颅手术有关
C. 脑组织灌注异常：与颅内压增高有关
D. 焦虑、恐惧、预感性悲哀：与脑肿瘤的诊断、担心手术效果有关
E. 有受伤的危险：与神经系统功能障碍导致的癫痫、视力障碍、肢体运动感觉障碍、语言功能障碍有关

33. 患儿接受了“右侧脑室外引流术”，术后的护理措施有（　）。
A. 放低脑室外流管及引流瓶至少10~15cm，利于引流
B. 抬高墨菲滴管近患者端5~10cm
C. 密切观察引流液的性质
D. 拔管前应试夹管
E. 预防感染

34. 桥脑腹侧占位性病变的交叉性麻痹最常见的临床表现有（　）。
A. 同侧脑神经损害
B. 对侧肢体偏瘫
C. 进食呛咳
D. 对侧脑神经损害
E. 语言不清

35. 患儿行“左枕入路开颅桥脑肿瘤切除术”，术中有部分肿瘤无法切除，病理报告星形细胞胶质瘤Ⅲ级。该患儿术后辅以放疗。放疗的主要护理要点有（　）。
A. 指导患儿放疗前休息静卧30分钟
B. 制定合理的饮食计划
C. 选择高热量、高蛋白、富含维生素、易消化的饮食
D. 保持照射皮肤湿润，用肥皂和热水擦洗
E. 防止颅内压增高的护理

36. 颅内肿瘤术后出现颅内出血时，应密切观察病情变化，定时监测（　）并记录。
A. 意识
B. 瞳孔
C. 血压
D. 脉搏
E. 呼吸

（37~42题共用题干）

患者，男性，29岁，汽车司机。3小时前因两辆车相撞，上腹部被方向盘撞伤，出现腹部剧烈疼痛被救护车送入院。

37. 急诊最好应先进行的检查有（　）。
A. 血常规检查
B. 血清钾、钠、氯
C. 腹部体格检查
D. 血清淀粉酶检查
E. 腹部平片检查

38. 诊断性腹腔穿刺可选择的穿刺点有（　）。
A. 脐和髂前上棘连线的中、外1/3交界处
B. 脐和髂前上棘连线的中、下1/3交界处
C. 脐和髂前上棘连线的下、外1/3交界处
D. 经脐水平线与腋前线相交处
E. 经脐水平线与腋中线相交处

39. 闭合性腹部损伤的常见原因有（　）。
A. 坠落
B. 打击

C. 弹片
D. 撞击
E. 冲击

40. 腹部闭合损伤诊断明确之前，观察期间需特别注意（ ）。
A. 血压、脉搏、呼吸的变化
B. 不随意搬动患者
C. 腹部体征的变化
D. 给予止痛剂，减轻疼痛
E. 血常规变化

41. 维持腹部损伤患者体液平衡的护理措施包括（ ）。
A. 扩充血容量
B. 记录出入量
C. 定时监测中心静脉压
D. 观察脱水症状有无改善
E. 休克患者头和躯干分别抬高 15°~20°，下肢抬高 20°~30°

42. 查体：右上腹壁见挤压伤痕，板状腹，未扪及包块，全腹压痛、反跳痛明显，移动性浊音（+），肠鸣音减弱。该患者可初步诊断的疾病有（ ）。
A. 肝破裂
B. 脾破裂
C. 胃破裂
D. 弥漫性腹膜炎
E. 十二指肠破裂

（43~45 题共用题干）

患者，男性，41 岁。因慢性脓胸久治不愈行胸膜肺切除术，术后 7 小时出现胸痛、气急加重，伴窒息感，考虑并发了张力性气胸。

43. 此时应首先怀疑产生张力性气胸的原因是（ ）。
A. 出血
B. 引流管接头部滑脱
C. 支气管–胸膜瘘
D. 引流管被血块堵塞
E. 引流管扭曲

44. 首先应采取的措施是（ ）。
A. 安慰患者，保持情绪稳定
B. 加大氧流量
C. 给予镇痛剂
D. 更换引流管
E. 设法捏挤引流管使其通畅，并立即报告医师处理

45. 如胸管接头部滑脱，应采取的措施是（ ）。
A. 立即接上，并用胶布固定
B. 通知医师
C. 夹闭引流管
D. 助咳
E. 促进液体排出

参考答案

一、单选题

1. B	2. A	3. E	4. C	5. E	6. E	7. C	8. E	9. D	10. E
11. D	12. D	13. E	14. D	15. E	16. C	17. D	18. D	19. A	20. E
21. E	22. E	23. C	24. A	25. B	26. E	27. B	28. E	29. A	30. C
31. D	32. C	33. D	34. D	35. A					

二、多选题

1. ABCE	2. ABDE	3. ABCDE	4. ABDE	5. ABCE
6. ABCD	7. ABC	8. ABD	9. ABCE	10. ABCE
11. ACD	12. ABCDE	13. ABCD	14. ABCE	15. BCDE
16. ABE	17. ABCDE	18. ABCDE	19. AB	20. ACD

三、案例分析题

1. E	2. D	3. ABCDE	4. ABC	5. B
6. E	7. ABCE	8. A	9. ACD	10. ACDE
11. BC	12. ACD	13. ACD	14. ABDE	15. B
16. ABCD	17. BDE	18. ABE	19. ABCE	20. ABCE
21. ABCD	22. BCDE	23. E	24. C	25. E
26. D	27. ABD	28. D	29. ABCD	30. BCDE
31. A	32. ABCDE	33. BCDE	34. ABCE	35. ABCE
36. ABCDE	37. ACDE	38. AD	39. ABDE	40. ABCE
41. ABCD	42. CDE	43. D	44. E	45. C

高级卫生专业技术资格考试用书
外科护理学模拟试卷（三）

中国协和医科大学出版社
北　京

模拟试卷（三）

一、单选题（以下每道考题有 5 个备选答案，请选择 1 个最佳答案）

1. 体液酸碱平衡的调节依靠（　）。
   A. 呼吸系统
   B. 肺、肾、血液缓冲系统共同作用
   C. 泌尿系统
   D. 血液缓冲系统
   E. 抗利尿激素和醛固酮

2. 脱水患者补液的第 1 天，对已丧失液量的补充应是（　）。
   A. 先补充 1/2
   B. 一次补足
   C. 先补充 2/3
   D. 先补充 1/3
   E. 先补充 1/4

3. 原发性醛固酮增多症出现的代谢紊乱为（　）。
   A. 高血钾
   B. 尿钾排出增加
   C. 血浆肾素水平升高
   D. 尿钾排出减少
   E. 血浆醛固酮水平降低

4. 前列腺增生患者尿液不断自尿道口滴出。这是（　）。
   A. 遗尿
   B. 真性尿失禁
   C. 压力性尿失禁
   D. 急迫性尿失禁
   E. 充盈性尿失禁

5. 手术切口皮肤消毒时，不可使用碘酊的部位是（　）。
   A. 头部
   B. 颈部
   C. 胸部
   D. 腹部
   E. 会阴部

6. 手术后患者咳嗽，痰黏稠，不能咳出。主要护理措施是（　）。
   A. 给镇咳药物
   B. 鼓励翻身
   C. 戒烟
   D. 给抗生素
   E. 超声雾化吸入

7. 患者，男性，54 岁。外伤性肠穿孔修补术后 2 天，肠蠕动未恢复，腹胀明显。其最重要的护理是（　）。
   A. 半卧位
   B. 禁食、输液
   C. 胃肠减压
   D. 肛管排气
   E. 针刺穴位

8. 患者，男性，50 岁。右侧结肠癌拟行根治术。患者术前需要连服几天肠道消炎药（　）。
   A. 1 天
   B. 2 天
   C. 3 天
   D. 4 天
   E. 5 天

9. 患者，女性，46 岁。胃溃疡病史已 5 年，早餐后感上腹部疼痛。患者应慎用或禁用的镇痛方法是（　）。
   A. 使用麻醉性镇痛药
   B. 使用解热镇痛药
   C. 腹部热敷
   D. 针灸
   E. 按摩

10. 符合休克代偿期临床表现特点的是（　）。
   A. 血压下降，脉压显著缩小，脉搏加快，呼吸增快，尿量减少
   B. 血压下降，脉压轻度缩小，脉搏加快，呼吸增快，尿量减少
   C. 血压正常，脉压无变化，脉搏加快，呼吸增快，尿量正常
   D. 血压轻度降低，脉压无变化，脉搏加快，呼吸增快，尿量减少
   E. 血压正常或稍升高，脉压缩小，脉搏加快，呼吸增快，尿量正常或减少

11. 单纯性机械性肠梗阻的临床特点是（　）。
   A. 阵发性腹痛伴肠鸣音亢进
   B. 持续性绞痛，频繁呕吐
   C. 持续性剧痛，腹胀不对称
   D. 持续性胀痛，肠鸣音消失
   E. 腹胀明显，肛门停止排气

12. 肠内营养支持患者最常见的胃肠道并发症是（　）。
   A. 黑便
   B. 腹泻
   C. 腹胀
   D. 便秘
   E. 恶心、呕吐

13. 小肠恶性肿瘤中最多见的为（　）。
   A. 腺癌
   B. 平滑肌肉瘤
   C. 淋巴肉瘤
   D. 类癌
   E. 脂肪肉瘤

14. 下列哪一项不是评价营养不良的指标（　）。
   A. 体重下降 >10%
   B. 血浆清蛋白 <30g/L
   C. 血浆转铁蛋白 <200mmol/L
   D. 血糖 >8.9mmol/L
   E. 三头肌皮褶厚度减少 35%

15. 下列属于闭合性损伤的是（　）。
   A. 擦伤
   B. 刺伤
   C. 扭伤
   D. 切割伤
   E. 撕裂伤

16. Ⅱ度烧伤患者需补液的条件是烧伤面积（　）。
   A. 成人 >10%，小儿 >5%
   B. 成人 >15%，小儿 >10%
   C. 成人 >12%，小儿 >8%
   D. 成人 >8%，小儿 >6%
   E. 成人 >5%，小儿 >3%

17. 深Ⅱ度烧伤的临床特点是（　）。
   A. 创面红肿
   B. 有水疱，剧痛
   C. 感觉过敏，疱底水肿、鲜红
   D. 感觉迟钝，疱底苍白、潮湿，拔毛仍痛
   E. 创面皮革样苍白，感觉消失，拔毛不痛

18. 在车祸现场，应先抢救的是（　）。
A. 颈椎损伤患者
B. 开放性气胸患者
C. 股骨颈骨折患者
D. 肠穿孔患者
E. 肩关节脱落患者

19. 患者，男性，36 岁。因房屋倒塌压在上半身 30 分钟，呼吸困难，体格检查见神志清，血压 130/105mmHg，脉搏 100 次/分，呼吸 30 次/分，两眼结膜充血，颈静脉怒张，前胸皮肤淤斑，腹软，无压痛，尿常规正常。最可能的诊断是（　）。
A. 早期创伤性休克
B. 创伤性窒息
C. 挤压综合征
D. 皮肤损伤
E. 眼外伤

20. 关于肾移植患者的术前准备，下列叙述正确的是（　）。
A. 仅需做 ABO 配型
B. 限制蛋白摄入
C. 不需预防性应用抗生素
D. 鼓励患者家属探视，增加心理支持
E. 术前晚温盐水灌肠

21. 急性排斥反应多出现在移植后（　）。
A. 24 小时内
B. 2~3 天
C. 5 天~6 个月
D. 1~2 年
E. 2~3 年

22. 同卵双生同胞间的器官移植属于（　）。
A. 自体移植
B. 同质移植
C. 同种异体移植
D. 异种移植
E. 组织移植

23. 属于生物碱类的抗癌药有（　）。
A. 羟基喜树碱
B. 氟尿嘧啶
C. 他莫昔芬
D. 丝裂霉素
E. 多柔比星

24. 甲亢患者术前准备最重要的是（　）。
A. 测定基础代谢率
B. 心理护理
C. 喉镜检查
D. 抗甲状腺药物和碘剂的应用
E. 钡餐和心电图检查

25. 甲状腺大部切除术后最危急的并发症是（　）。
A. 饮水呛咳
B. 声音嘶哑
C. 手足抽搐
D. 甲状腺危象
E. 呼吸困难和窒息

26. 甲亢患者术后出现手足抽搐，病情严重。该患者最有效的处理措施是（　）。
A. 限肉类、乳品和蛋类等高磷饮食
B. 服用二氢速固醇
C. 静脉缓慢推注 10% 葡萄糖酸钙或氯化钙 10~20ml
D. 口服葡萄糖酸钙或乳酸钙
E. 服用维生素 D_3

27. 乳癌根治术后，为预防皮下积液及皮瓣坏死的主要措施是（　）。
A. 采取半卧位

B. 引流管持续负压吸引
C. 加压包扎伤口
D. 抬高同侧上肢
E. 局部沙袋压迫

28. 以下属于晚期乳腺癌特征的是（　）。
A. 乳头溢液
B. 酒窝征
C. 腋窝淋巴结融合固定
D. 肿块直径 3cm 左右
E. 肿块表面高低不平

29. 患者，男性，25 岁。因腹部外伤疼痛难忍，伴恶心、呕吐，提示有腹腔内脏器损伤的主要体征是（　）。
A. 腹式呼吸减弱
B. 腹膜刺激征
C. 移动性浊音可疑
D. 肠鸣音减弱
E. 肝浊音界缩小

30. 空腔脏器损伤的主要临床表现是（　）。
A. 创伤性休克
B. 弥漫性腹膜炎
C. 急性肠梗阻
D. 急性内出血
E. 膈下游离气体

31. 肝破裂大出血的主要处理是（　）。
A. 用止血剂
B. 输血
C. 补液
D. 急诊手术
E. 吸氧

32. 空腔脏器中最容易损伤的脏器是（　）。
A. 胃
B. 膀胱
C. 直肠
D. 结肠
E. 小肠

33. 对胃肠损伤有重要意义的检查结果是（　）。
A. 腹穿抽出血性液
B. 腹部叩诊鼓音
C. X 线透视膈下游离气体
D. 腹膜刺激征明显
E. 腹膜刺激征较轻

34. 胃、十二指肠溃疡患者出现大量呕吐物，顽固、定时呕吐。提示患者可能发生（　）。
A. 急性穿孔
B. 幽门梗阻
C. 溃疡出血
D. 肠壁破裂
E. 癌变

35. 胃癌的主要转移途径是（　）。
A. 直接蔓延
B. 淋巴转移
C. 血行转移
D. 腹腔种植
E. 胃内转移

二、多选题（以下每道考题有 5 个备选答案，每道题至少有 2 个正确答案）

1. 代谢性酸中毒常发生于（　）。
A. 休克
B. 抽搐
C. 高钾血症

D. 瘢痕性幽门梗阻
E. 肠瘘

2. 休克引起重要器官继发性损害可导致（　）。
A. 心功能衰竭
B. 呼吸衰竭
C. 肾衰竭
D. 肝功能衰竭
E. 应激性溃疡

3. 下列选项中，属于肾结核辅助检查的有（　）。
A. X 线
B. 尿液检查
C. B 超
D. CT
E. MRI

4. 胃癌的中晚期临床特征是（　）。
A. 局部肿块
B. 锁骨上淋巴结肿大
C. 腹水
D. 恶病质
E. 胸腔积液

5. 肝门静脉高压症引起腹水的原因包括（　）。
A. 肝门静脉系统毛细血管床的滤过压增加
B. 低蛋白血症
C. 血浆胶体渗透压下降
D. 淋巴液生成增加
E. 肾功能减退

6. 脑震荡的临床特征是（　）。
A. 逆行性遗忘
B. 昏迷不超过半小时
C. 头痛、头昏、耳鸣
D. 神经系统检查无阳性体征
E. 中间清醒期

7. 食管癌患者出现进食呛咳常提示（　）。
A. 肿瘤侵犯喉返神经
B. 高度梗阻，误吸
C. 肿瘤累及肺脏层胸膜
D. 气管-食管瘘
E. 肿瘤侵犯气管隆突

8. 肾与输尿管结石的治疗方法是（　）。
A. 单独或联合药物应用
B. 嘱其多饮水
C. 留置尿管
D. 输尿管肾镜取石或碎石术
E. 体外冲击波碎石

9. 急性尿潴留的早期治疗原则是（　）。
A. 解除病因
B. 恢复排尿
C. 病因或梗阻一时难以解除时，应先引流尿液
D. 嘱其多饮水
E. 明确诊断

10. 肝门静脉高压症的交通支包括（　）。
A. 胃底、食管下端交通支
B. 直肠下端交通支
C. 腹壁交通支
D. 肠系膜血管交通支
E. 腹膜后交通支

11. 附睾结核常见的病理改变包括（　）。
A. 睾丸壁增厚
B. 肉芽肿

C. 干酪样变
D. 纤维化
E. 钙化

12. 可能导致骨筋膜室综合征的原因有（　）。
A. 石膏包扎过紧
B. 未进行患肢功能锻炼
C. 石膏固定不确实
D. 骨折断端进行性内出血
E. 骨折未达到解剖复位

13. 永久性人工心脏起搏器置入术的适应证包括（　）。
A. 心脏急性活动性病变，如急性心肌炎、心肌缺血
B. 病态窦房结综合征伴有阿–斯综合征或类似晕厥发作
C. 病态窦房结综合征、慢–快综合征，心搏停止 >3 秒，或在快慢交替时产生症状者
D. 房室传导阻滞或室内三分支阻滞伴有阿–斯综合征或类似晕厥发作
E. 合并全身急性感染性疾病

14. 急性化脓性骨髓炎的病理早期以（　）为主。
A. 骨质吸收
B. 骨质破坏
C. 新生骨形成
D. 骨质增生硬化
E. 局部骨质疏松

15. 恶性骨肿瘤的诊断特点为（　）。
A. 生长快
B. 容易有远处转移
C. X 线摄片示骨破坏明显，边缘不清楚
D. 局部症状明显
E. 局部无阳性体征

16. 良性骨肿瘤的诊断特点为（　）。
A. 生长快
B. 无症状或有轻微症状
C. X 线摄片示边缘清晰，无骨膜反应
D. 贫血和碱性磷酸酶水平增高
E. 容易有远处转移

17. 腰椎间盘突出症的手术指征有（　）。
A. 有明显的神经压迫症状
B. 严格非手术治疗 6 个月以上无效
C. 多次反复发作者
D. 有急性腰扭伤史
E. 首次出现腰椎间盘突出症

18. 与骨关节结核发病有关的因素有（　）。
A. 患者的体质
B. 免疫力
C. 局部解剖特点
D. 有结核病接触史
E. 有外伤

19. 骨折的治疗原则包括（　）。
A. 复位
B. 固定
C. 充分休息
D. 应用抗生素
E. 功能锻炼

20. 输尿管结石的并发症有（　）。
A. 急性肾盂肾炎
B. 肾积水
C. 尿毒症
D. 发热
E. 尿失禁

三、案例分析题（每个案例至少有3个提问，每个提问有多个备选答案，其中正确答案有1个或几个）

(1~7题共用题干)

患者，男性，50岁。直肠癌术后2小时，体温36.9℃，脉搏118次/分，呼吸28次/分，血压82/65mmHg，中心静脉压3cmH$_2$O。患者表现为烦躁不安、面色苍白、肢体冰凉。体检：下腹部膨隆，叩诊呈浊音。术后保留尿管，引流尿量25ml。实验室检查：RBC 3.2×10^{12}/L，Hb 73g/L，WBC 9×10^{9}/L。

1. 引起患者血压降低的原因是（ ）。
   A. 失液过多
   B. 失血过多
   C. 血管扩张
   D. 心功能不全
   E. 容量负荷过重

2. 此时应采取的首要的处理措施是（ ）。
   A. 立即手术止血
   B. 应用缩血管药物
   C. 应用强心剂
   D. 快速大量输液
   E. 控制输液量和速度

3. 处理过程中，首选的输注液体是（ ）。
   A. 生理盐水
   B. 新鲜血浆
   C. 血液制品
   D. 平衡盐液
   E. 新鲜全血

4. 护理过程中，不正确的保暖措施是（ ）。
   A. 热水袋加温
   B. 电热毯加温
   C. 毛巾热敷
   D. 电暖壶加温
   E. 空调升温

5. 治疗过程中，对了解肾等重要脏器灌流情况最可靠的指标是（ ）。
   A. 尿量
   B. 血压
   C. 尿比重
   D. 脉搏
   E. CVP

6. 治疗过程中，患者出现了心慌、胸闷，血压78/56mmHg，脉搏132次/分，中心静脉压6cmH$_2$O。提示患者此时出现了（ ）。
   A. 心功能不全
   B. 血容量严重不足
   C. 容量血管过度扩张
   D. 容量血管过度收缩
   E. 血容量相对过多或心功能不全

7. 此时不正确的处理措施包括（ ）。
   A. 应用升压药
   B. 加快输液量
   C. 应用缩血管药物
   D. 加速补液速度
   E. 应用强心剂及扩血管药

(8~12题共用题干)

患者，女性，40岁。十二指肠溃疡病史2年，3天前出现恶心、呕吐、腹胀，不伴腹泻，呕吐量较大，为隔日宿食，不含胆汁，呕吐后腹胀减轻。曾肌内注射654-2，效果不明显。查体：腹部膨隆，有胃蠕动波，手拍上腹可闻及振水音，无移动性浊音，肠鸣音3次/分。

8. 该患者最可能诊断为（ ）。
   A. 急性肠梗阻
   B. 活动性溃疡所致的幽门痉挛

C. 十二指肠溃疡瘢痕性梗阻
D. 胃癌致幽门梗阻
E. 胃癌致贲门梗阻

9. 该患者血生化检查最可能的结果是（　）。
A. 钾离子3.8mmol/L，氯离子95mmol/L，二氧化碳结合率22mmol/L
B. 钾离子4.0mmol/L，氯离子115mmol/L，二氧化碳结合率17mmol/L
C. 钾离子5.0mmol/L，氯离子100mmol/L，二氧化碳结合率33mmol/L
D. 钾离子3.2mmol/L，氯离子85mmol/L，二氧化碳结合率17mmol/L
E. 钾离子3.0mmol/L，氯离子89mmol/L，二氧化碳结合率33mmol/L

10. 该患者所采取的术前护理措施包括（　）。
A. 胃肠减压
B. 纠正营养失调和代谢失衡
C. 用温生理盐水洗胃2~3天
D. 用冰生理盐水洗胃2~3天
E. 用温蒸馏水洗胃2~3天

11. 该患者的术后护理措施不正确的有（　）。
A. 禁食、禁饮1周
B. 持续胃肠减压24小时
C. 绝对卧床休息，避免早期活动
D. 血压平稳后宜低半卧位
E. 术后3天给予少量米汤或饮水

12. 该患者手术后第1个24小时内重点需观察的并发症是（　）。
A. 出血
B. 吻合口瘘
C. 切口感染
D. 吻合口梗阻
E. 倾倒综合征

（13~18题共用题干）

患者，女性，42岁。进食后胸骨后刺痛并有哽噎感2月余。X线钡剂检查显示：中段食管黏膜皱襞增粗和断裂3cm。

13. 患者首先应考虑为（　）。
A. 早期食管癌
B. 中期食管癌
C. 晚期食管癌
D. 食管平滑肌瘤
E. 食管炎

14. 对确定诊断有意义的检查方法是（　）。
A. CT检查
B. B超
C. 磁共振检查
D. 食管脱落细胞学检查
E. 纤维食管镜检查

15. 对该患者进行治疗的首选方法是（　）。
A. 根治性食管切除手术
B. 姑息性切除手术
C. 食管腔内置管术
D. 胃造口术
E. 食管胃转流的吻合术

16. 全身情况和心肺功能良好、无明显远处转移征的食管癌患者进行手术治疗时，常用的手术方式有（　）。
A. 非开胸术
B. 开胸食管癌切除术
C. 胃或空肠造口术
D. 食管腔内置管术
E. 食管分流术

17. 对于患者的术前胃肠道准备措施，叙述正确的有（　）。
A. 手术前1天口服硫酸新霉素500ml

B. 术前1天改流质饮食
C. 术前3天改流质饮食
D. 术前1天禁食
E. 术晨禁食、禁水

18. 该患者经根治术治疗后的并发症有（　）。
A. 切口感染
B. 吻合口瘘
C. 乳糜胸
D. 肺炎
E. 肺不张

（19~25题共用题干）

患者，女性，24岁。反复右上腹痛3年多，疼痛呈持续性钝痛，放射至肩背部，伴发热、寒战，每次进食油炸食物后发作，均经对症治疗后症状缓解，近日腹痛再发。

19. 考虑该患者可能的疾病有（　）。
A. 胃溃疡
B. 胆囊炎
C. 胆结石
D. 胆道感染
E. 胰腺炎

20. 以下辅助检查中，可以为该患者的病因诊断提供依据的有（　）。
A. 口服胆囊造影
B. 静脉胆道造影
C. CT检查
D. 内镜拟行胰胆管造影
E. B型超声检查

21. 查体：T 38.2℃，P 88次/分，R 18次/分，BP 126/78mmHg，腹平，腹式呼吸不明显；右上腹深压痛、无反跳痛；Murphy征（+）；B超：肝内外胆管多发性结石，胆囊结石；血常规：WBC 13×10^9/L。该患者应采取的处理措施包括（　）。
A. 密切观察生命体征的变化
B. 注意腹痛有否加重
C. 积极抗感染治疗
D. 开通静脉通道补充体液
E. 禁食禁水

22. 当肝外胆管结石阻塞胆道并继发感染时，可表现为典型的Charcot三联症，即（　）。
A. 腹痛
B. 休克
C. 寒战与高热
D. 精神症状
E. 黄疸

23. 患者T 39.5℃，P 108次/分，BP 90/60mmHg，腹痛加剧。查体：右上腹明显压痛，准备行手术治疗。手术前的护理措施正确的有（　）。
A. 密切观察患者的生命体征变化
B. 指导患者卧床休息
C. 心理护理
D. 缓解疼痛
E. 指导患者进食高蛋白、低脂肪饮食

24. 患者在全麻下行胆囊切除、胆总管切开取石、T形管引流术。T形管引流的护理措施正确的有（　）。
A. 妥善固定，以防脱出
B. 保护引流管周围皮肤
C. 每天更换无菌引流袋
D. 观察病记录引流液的性质和量
E. 引流不畅时可用生理盐水冲洗

25. T形管拔管的指征有（　）。
A. 引流量减少至300ml

B. 无腹痛
C. 胆管造影证实没有残余结石
D. 黄疸消退
E. 夹管后无不适

(26~30 题共用题干)

患者，男性，32 岁。运动后突然出现右上腹部剧痛，疼痛放射至右侧中下腹部，伴恶心、呕吐，尿液呈浓茶色。查体：腹软，右下腹部深压痛，右肾区叩击痛。

26. 该患者最可能的诊断是（　）。
A. 十二指肠溃疡
B. 右输尿管结石
C. 急性胆囊炎
D. 急性阑尾炎
E. 右肾结石

27. 患者来就诊时，应首先做的检查是（　）。
A. 尿常规检查
B. 血常规检查
C. 肝功能检查
D. 肾功能检查
E. 腹部 B 超检查

28. 为了确诊，应做的检查是（　）。
A. 尿常规检查
B. 血常规检查
C. B 超检查
D. CT 检查
E. KUB 平片检查

29. 急诊治疗的重点不包括（　）。
A. 胃肠减压
B. 体外碎石
C. 立即手术
D. 药物镇痛
E. 应用抗生素

30. 若 X 线检查发现结石大小约 0.4cm，则该患者较适宜的治疗方法是（　）。
A. 保守治疗
B. 体外冲击波碎石
C. 输尿管肾镜取石
D. 输尿管切开取石
E. 经皮肾镜取石

(31~35 题共用题干)

患者，男性，68 岁。尿频、夜尿多、排尿不畅 4 年，10 小时前饮酒后突然出现不能排尿，急诊就诊，主诉下腹部胀痛。查体：下腹膨隆，叩诊浊音，轻度压痛，直肠指诊可触及前列腺增大、光滑、质韧、中央沟消失。

31. 该患者可能诊断为（　）。
A. 前列腺增生症
B. 前列腺癌
C. 膀胱炎
D. 膀胱结石
E. 前列腺结核

32. 目前首先应为患者进行的处理是（　）。
A. 急诊手术
B. 耻骨上膀胱穿刺造瘘
C. 留置导尿
D. 口服 α 受体阻滞剂
E. 注射解痉药

33. 为了进一步了解患者的病情，还应进行的检查包括（　）。
A. 残余尿测定
B. 尿流率检查
C. B 超检查
D. 前列腺特异抗原测定（PSA）

E. 癌胚抗原（CEA）

34. 前列腺增生的临床表现包括（　）。
A. 尿频、尿急
B. 排尿困难
C. 血尿
D. 尿潴留、充盈性尿失禁
E. 排尿速度减慢

35. 医师决定为患者进行 TUR–P 术，下列术前护理措施中，不正确的是（　）。
A. 给予粗纤维易消化的食物
B. 忌饮酒及辛辣食物
C. 每日询问患者排尿情况
D. 限制患者水分摄入
E. 保证良好的睡眠

（36~40 题共用题干）

患者，男性。2 周前出现右膝部间歇性疼痛和肿胀，拒按，休息后不缓解，且逐渐出现轻度跛行，X 线可见右股骨下段骨质破坏，边界模糊，可见 Codman 三角，被高度怀疑患有骨肉瘤。

36. 骨肉瘤患者的年龄多在（　）。
A. 10 岁以下
B. 10~20 岁
C. 20~30 岁
D. 30~40 岁
E. 40 岁以上

37. 骨肉瘤的发生与（　）有关。
A. 骨骼的活跃生长
B. 放射线
C. 遗传
D. 病毒
E. 良性骨疾患的恶变

38. 上述 X 线片中的 Codman 三角是指（　）。
A. 三角形骨膜反应阴影
B. 三角形骨质破坏
C. 膝部软组织肿胀呈倒三角
D. 肿瘤血管长入呈三角形分布
E. 新生骨向骨外生长，基底广，尖部小

39. 此时护士要告诉患者及其家属（　）。
A. 用中药外敷肿胀部位
B. 局部热敷和理疗
C. 患处涂药油和刺激性药膏
D. 疼痛时可用力按摩肿胀部位
E. 减少患肢负重避免剧烈运动

40. 若该患者被确诊为骨肉瘤，首选的治疗方法是（　）。
A. 单纯放射治疗
B. 单纯化学治疗
C. 单纯手术治疗
D. 化学治疗加手术治疗
E. 放射治疗加手术治疗

（41~45 题共用题干）

患者，男性，58 岁。进行性贫血、消瘦、乏力半年，有时右腹有隐痛，无腹泻。查体：贫血貌，右中腹可触及肿块，肠鸣音活跃。

41. 在采集病史时，要重点询问的内容是（　）。
A. 有无恶心、呕吐
B. 有无排便习惯改变及粪便带血
C. 有无胆囊炎病史
D. 有无家族史
E. 有无转移性右下腹痛

42. 考虑该患者的诊断可能为（　）。
A. 胆囊肿瘤
B. 结肠癌
C. 阑尾周围脓肿

D. 克罗恩病
E. 溃疡性结肠炎

43. 为明确诊断，应进行重要的检查是（ ）。
A. 纤维结肠镜检查
B. 乙状结肠镜检查
C. CT 检查
D. B 超检查
E. X 线钡剂灌肠检查

44. 结肠癌的根治性手术中，常用的手术包括（ ）。
A. 左半结肠切除术
B. 右半结肠切除术
C. 横结肠切除术
D. 乙状结肠切除术
E. 全结肠切除术

45. 该患者术前准备中最重要的护理措施是（ ）。
A. 给予高蛋白、高热量、高维生素饮食
B. 静脉补液
C. 应用抗生素
D. 肠道准备
E. 心理护理

参考答案

一、单选题

1. B	2. A	3. B	4. E	5. E	6. E	7. C	8. C	9. B	10. E
11. A	12. B	13. A	14. D	15. C	16. A	17. D	18. A	19. B	20. E
21. C	22. B	23. A	24. D	25. E	26. B	27. B	28. C	29. B	30. B
31. D	32. E	33. C	34. B	35. B					

二、多选题

1. ABCE	2. ABCDE	3. ABCDE	4. ABCD	5. ABCD
6. ABCD	7. BD	8. ABDE	9. BC	10. ABCE
11. BCD	12. AD	13. BCD	14. AB	15. ABCD
16. BC	17. ABC	18. ABC	19. ABE	20. ABC

三、案例分析题

1. B	2. A	3. D	4. ABCD	5. A
6. E	7. ABCD	8. C	9. E	10. ABC
11. ABCE	12. A	13. A	14. E	15. A
16. AB	17. ACDE	18. ABCDE	19. BCD	20. BCE
21. ABCDE	22. ACE	23. ABCD	24. ABD	25. BCDE
26. B	27. A	28. E	29. ABCE	30. A
31. A	32. C	33. ABCD	34. ABCD	35. D
36. B	37. ABCDE	38. A	39. E	40. D
41. B	42. B	43. A	44. ABCD	45. D

高级卫生专业技术资格考试用书
外科护理学模拟试卷（四）

中国协和医科大学出版社
北　京

模拟试卷（四）

一、单选题（以下每道考题有5个备选答案，请选择1个最佳答案）

1. 构成机体重量的主要成分是（　）。
   A. 骨骼
   B. 肌肉
   C. 内脏
   D. 体液
   E. 细胞

2. 影响骨折不愈合的主要因素是（　）。
   A. 粉碎骨折
   B. 固定不稳定
   C. 开放性骨折
   D. 年老
   E. 感染

3. 枕骨大孔疝与颞叶沟回疝临床表现的主要区别是前者有（　）。
   A. 意识障碍
   B. 瞳孔散大
   C. 呼吸骤停
   D. 锥体束征阳性
   E. 恶心、呕吐

4. 患者，女性，56岁。慢性肾衰竭12年，存在代谢性酸中毒，该患者最主要的症状是（　）。
   A. 呼吸深而快，呼吸有烂苹果味
   B. 呼吸浅而快，呼吸有酮味
   C. 头晕、手足麻木、呼吸急促
   D. 心率加快，尿量减少
   E. 双颊、唇及舌潮红

5. 关于休克患者使用血管扩张药物的时机，叙述正确的是（　）。
   A. 和补充血容量同时进行
   B. 血容量基本补足，但末梢血运未见好转时使用
   C. 血压及中心静脉压完全恢复正常时使用
   D. 血容量恢复，毛细血管充盈后方可使用
   E. 血容量完全补足时方可使用

6. 椎动脉型颈椎病的主要症状不包括（　）。
   A. 猝倒
   B. 视物模糊
   C. 颈酸胀痛
   D. 眩晕性恶心、呕吐
   E. 手肿胀、心悸、血压不稳

7. 右半结肠癌的临床特点是（　）。
   A. 晚期有排便习惯改变
   B. 右腹肿块及消瘦、低热、乏力等全身症状为主
   C. 以便秘、便血等症状为主
   D. 早期可有腹胀、腹痛等肠梗阻症状
   E. 腹泻以进食后加重，排便后减轻

8. 库欣（Cushing）反应的表现为（　）。
   A. 血压升高，脉搏慢，呼吸慢
   B. 颅内压升高，脉搏慢，心率慢
   C. 体温升高，脉搏慢，呼吸慢
   D. 血压升高，反应慢，呼吸慢
   E. 体温升高，反应慢，呼吸慢

9. 患者，女性，47岁。突然神志丧失，呼

吸不规则，判断其发生心脏停搏的指标是（　）。
A. 血压测不出
B. 瞳孔散大
C. 桡动脉搏动消失
D. 颈动脉搏动消失
E. 心音消失

10. 患者，男性，37岁。清晨或劳作后经常出现冷汗、心慌、头晕、四肢发凉、饥饿无力、手足震颤等表现，一般进食后能迅速缓解。空腹血糖测定<2.12mmol/L，最可能的原因是（　）。
A. 糖尿病
B. 胰岛素瘤
C. 肾上腺皮质功能不全
D. 心功能不全
E. 库欣综合征

11. 患者，男性，44岁。扩大胰十二指肠切除术后，给予深静脉置管、鼻胃管、鼻空肠管及胃造瘘管，现为术后第3天，增加营养最适宜采取的方式是（　）。
A. 静脉滴注高糖、脂肪乳剂及氨基酸
B. 全营养混合液（TNA）
C. 鼻胃管滴注营养液
D. 胃造瘘管注入营养液
E. 鼻空肠管滴注营养液

12. 全肺切除术后患者可采取的卧位是（　）。
A. 平卧位
B. 健侧1/4侧卧位
C. 半坐卧位，床头抬高30°~45°
D. 患侧卧位
E. 完全侧卧位

13. 护士挤压胸腔引流管的目的是（　）。
A. 防止引流管打折
B. 重建胸腔负压
C. 保持引流管通畅
D. 防止引流液倒流
E. 预防感染

14. 关于胸外伤引起呼吸困难的机制，叙述不正确的是（　）。
A. 气胸或血胸压迫肺脏
B. 气管或支气管分泌物堵塞
C. 疼痛使胸廓活动受限
D. 肺挫伤引起淤血及水肿
E. 反射性中枢调节作用失常

15. 患者，女性，43岁。急性化脓性阑尾炎手术后出现尿频、尿急、排便次数增多，伴里急后重、发热，考虑出现了（　）。
A. 尿路感染
B. 细菌性痢疾
C. 阿米巴性痢疾
D. 病毒性结肠炎
E. 盆腔积脓

16. 患者，男性，49岁。排便习惯改变不规律6年，伴黏液血便。直肠检查：距肛门6cm处有一环形肿块，质硬，确诊为直肠癌，行直肠癌切术后第1天，护理不正确的是（　）。
A. 禁食、禁饮
B. 定时测血压、脉搏、呼吸
C. 病情平稳后改半卧位
D. 定时少量保留灌肠
E. 保持腹腔及骶前引流通畅、妥善固定

17. 关于颅底骨折伴脑脊液漏的护理，叙述不正确的是（　）。
A. 每天2次清洁消毒鼻前庭或外耳道
B. 在外耳道口或鼻前庭疏松放置干棉

球，棉球浸湿要及时更换
C. 脑脊液鼻漏者可经鼻腔置胃管、吸痰及鼻导管给氧
D. 避免用力咳嗽、打喷嚏
E. 禁忌做腰椎穿刺

18. 尿道损伤术后，为预防尿道狭窄应采取的主要措施是（　）。
A. 控制感染
B. 局部理疗
C. 多饮水、勤排尿
D. 后期应定期做尿道扩张
E. 留置导尿管 7~10 天

19. 患者，女性，59 岁。因上腹部疼痛入院，诊断为胰头癌，其主要症状是（　）。
A. 腹痛、腹部不适
B. 消化不良、食欲缺乏
C. 进行性黄疸
D. 肝、脾大
E. 消瘦、贫血

20. 腹膜刺激征是指（　）。
A. 压痛、肌紧张、反跳痛
B. 反射性呕吐、恶心、腹泻
C. 肠鸣音亢进、压痛、反跳痛
D. 肠鸣音消失、腹痛、腹泻
E. 板状腹、压痛、腹泻

21. 胆囊三角（Calot 三角）的构成是（　）。
A. 胆囊管、肝总管和肝门构成的三角区
B. 胆总管、肝总管和胰管构成的三角区
C. 胆囊管、肝总管和肝下缘构成的三角区
D. 胆总管、肝门和十二指肠乳头处构成的三角区
E. 胆囊、肝脏和胰腺构成的三角区

22. 门静脉高压分流术的主要目的是（　）。
A. 制止出血
B. 消除腹水
C. 消除脾功能亢进
D. 根除肝损害
E. 纠正肝性脑病

23. 关于化脓性关节炎的病变发展，下列叙述正确的是（　）。
A. 病变发展过程分为 5 个阶段
B. 浆液性渗出期关节软骨已被破坏
C. 脓性渗出期关节囊很少出现蜂窝织炎
D. 浆液性渗出期关节腔内没有白细胞浸润
E. 浆液纤维素性渗出期渗出物多含有白细胞

24. 患者，男性，71 岁。前列腺癌 1 期，首选的治疗方法是（　）。
A. 内放治疗
B. 经尿道前列腺切除术
C. 药物治疗
D. 随诊
E. 外放治疗

25. 胆绞痛发作时，不单独使用吗啡镇痛的原因是（　）。
A. 容易产生依赖，成瘾
B. 镇痛效果差
C. 药物来源困难
D. 疼痛缓解后可使病情恶化
E. 避免 Oddi 括约肌痉挛加重病情

26. 对于骨盆单处骨折，骨盆环完整的患者首选的治疗是（　）。
A. 骨盆悬吊牵引
B. 卧床休息
C. 外固定架治疗

D. 切开内固定
E. 皮牵引

27. 术后尿潴留患者首先采取的处理措施为（　）。
A. 在严格无菌操作下进行导尿
B. 肌内注射卡巴胆碱 0.25mg
C. 诱导患者自行排尿
D. 下腹部热敷
E. 针刺治疗

28. 关于软组织闭合性创伤的护理正确的是（　）。
A. 局部制动，患肢应与心脏在同一水平
B. 局部热敷，以促进炎症消散
C. 为缓解疼痛，应先选用夹板、绷带等固定，后采取手术复位
D. 对挤压伤患者应警惕有无急性肾衰竭表现
E. 血肿较大者立即切开引流

29. 患者，男性，70 岁。有 40 年吸烟史，行腹部手术，术后最重要的护理措施是（　）。
A. 取半卧位，减少患者活动量
B. 协助床上活动，鼓励深呼吸，咳嗽排痰
C. 加强营养
D. 保证液体的摄入
E. 全身或局部应用抗生素

30. 硬脑膜外血肿典型的意识障碍表现为（　）。
A. 伤后昏迷进行性加重
B. 伤后无原发性昏迷
C. 伤后清醒，血肿形成后出现继发性昏迷
D. 伤后清醒→昏迷→再清醒
E. 伤后昏迷→清醒→再昏迷

31. 肿瘤的最佳治疗方法是（　）。
A. 手术疗法
B. 放射疗法
C. 中医疗法
D. 生物疗法
E. 综合疗法

32. 以下颈椎病不宜施行推拿按摩的是（　）。
A. 神经根型颈椎病
B. 脊髓型颈椎病
C. 椎动脉型颈椎病
D. 交感神经型颈椎病
E. 以上都是

33. 急性化脓性骨髓炎的血培养可为阳性，最好在（　）抽血检查阳性率高。
A. 使用抗生素后
B. 发热最高峰时
C. 寒战开始前
D. 寒战结束时
E. 高热寒战时

34. 毕Ⅰ式胃大部切除术是指（　）。
A. 胃与十二指肠吻合
B. 胃与空肠吻合
C. 胃与回肠吻合
D. 胃与结肠吻合
E. 以上都不是

35. 下列胸部损伤后，需要用厚棉垫加压包扎的是（　）。
A. 张力性气胸
B. 开放性气胸
C. 连枷胸
D. 血气胸
E. 闭合性气胸

二、多选题（以下每道考题有5个备选答案，每道题至少有2个正确答案）

1. 关于休克的治疗原则，下列叙述正确的有（　）。
   A. 失血性休克的治疗首选输注平衡盐溶液
   B. 休克并发酸中毒时，不主张早期给予碱性药物纠正酸中毒
   C. 早期血容量未补足前禁用血管活性药物
   D. 采取休克体位，头和躯干抬高15°~20°，下肢抬高20°~30°
   E. 感染性休克的治疗首先应积极处理原发灶和抗感染

2. 濒死患者由于丘脑下部受抑制可出现（　）。
   A. 瞳孔对光反射消失
   B. 血压下降
   C. 呼吸变浅
   D. 高热
   E. 低热

3. 患者在便潜血试验检查前3天应禁食（　）。
   A. 肝、血类
   B. 肉类
   C. 鱼类
   D. 蛋白类
   E. 含铁药物

4. 关于肠外营养静脉导管的护理，叙述正确的有（　）。
   A. 严格无菌操作，保持置管口敷料清洁干燥，置管口每日或隔日1次更换敷料
   B. 输液管道每日更换，衔接处固定牢固
   C. 输液完毕后用等渗盐水5~10ml或0.1%肝素稀释液2~5ml封管，防止导管堵塞，肝素帽每周更换1次
   D. 外周静脉置入中心静脉导管用于为患者提供中期至长期的静脉输液治疗
   E. 经外周静脉营养支持的套管针留置时间以3~5天为宜

5. 急性呼吸窘迫综合征的主要表现有（　）。
   A. 进行性呼吸困难
   B. 吸氧不能纠正缺氧
   C. 进展期出现发绀
   D. 血氧正常
   E. 早期肺部无啰音

6. 氧气雾化吸入的目的有（　）。
   A. 供给患者氧气
   B. 提高动脉血氧分压
   C. 提供能量
   D. 改善缺氧状态
   E. 维持机体生命活动

7. 与前列腺增生发病有关的因素有（　）。
   A. 年龄
   B. 睾酮的异常
   C. 双氢睾酮的异常
   D. 雌激素的异常
   E. 吸烟

8. 服驱虫剂后粪便标本采集要求（　）。
   A. 留取全部粪便
   B. 取黏液部分
   C. 采集前将便盆加温
   D. 及时送检
   E. 取脓血部分

9. 体温低于35℃以下多见于（　）。
   A. 消瘦患者
   B. 婴幼儿

C. 休克患者
D. 极度衰竭患者
E. 营养不良患者

10. 保持昏迷患者呼吸道通畅的关键是（ ）。
A. 及时吸出呼吸道分泌物
B. 更换体位
C. 仰卧时头应侧向一边
D. 注意观察患者有无缺氧表现
E. 观察患者有无点头呼吸

11. 尿常规检查的项目包括（ ）。
A. 尿液中的电解质
B. 肌酸
C. 尿比重
D. 尿糖定性
E. 尿液中的管型

12. 上腔静脉阻塞综合征禁止穿刺的部位有（ ）。
A. 股静脉
B. 上肢静脉
C. 颈外静脉
D. 锁骨下静脉
E. 下肢静脉

13. 静脉输入胶体溶液的作用有（ ）。
A. 纠正酸碱平衡
B. 改善微循环
C. 补充电解质
D. 增加血容量，维持胶体渗透压
E. 增加热量

14. 防止空气栓塞的措施是（ ）。
A. 排尽输液管内空气
B. 输液中溶液瓶内不可加药
C. 溶液滴尽前要及时拔针
D. 加压输液时应专人守护
E. 输液量应严格控制

15. 采集血标本前的注意事项包括（ ）。
A. 向患者解释留验的目的、要求
B. 向患者详细介绍操作方法
C. 认真核对患者姓名、床号
D. 选择适当的容器
E. 选择正确的采集方法

16. 发现血压听不清或异常重测时，需使汞柱降至“0”点，稍停片刻再测，其原因错误的是（ ）。
A. 防止患者感到不适
B. 连续测血压，使血压数值升高
C. 加压时间延长，肢体循环受阻
D. 免受血液重力作用的影响
E. 防止血压计的误差

17. 以下泌尿系检查不必做碘过敏试验的有（ ）。
A. X 线腹部平片
B. 逆行肾盂造影
C. X 线膀胱造影
D. 肾放射性核素检查
E. 静脉肾盂造影

18. 关于乳腺癌术后的护理，下列叙述正确的有（ ）。
A. 胸带加压包扎，松紧度适宜
B. 下床活动时他人扶持患肢，做好保护
C. 指导患者做好上肢功能锻炼
D. 保持引流管通畅
E. 监测生命体征变化

19. 乳癌根治术后皮下积液的预防措施，下列叙述正确的有（ ）。
A. 局部用沙袋压迫
B. 伤口加压包扎

C. 加强敷料及伤口的观察
D. 及早活动患侧肩部
E. 保持负压引流通畅

20. 关于大隐静脉高位结扎剥脱术的护理，正确的是（　）。
A. 抬高患肢 30°
B. 小腿有溃疡时应下床活动以供应局部的血运
C. 术后 2 天可下床活动
D. 注意观察伤口有无出血
E. 弹力绷带包扎维持两周

三、案例分析题（每个案例至少有 3 个提问，每个提问有多个备选答案，其中正确答案有 1 个或几个）

（1~3 题共用题干）

患者，女性，50 岁。高血压性心脏病，排便后，突然感胸闷咳嗽、大汗淋漓，脉搏 120 次/分，呼吸 30 次/分，不能平卧，烦躁不安，两肺布满湿啰音。

1. 给患者吸氧宜采取（　）。
A. 低流量持续性吸氧
B. 高流量持续性吸氧
C. 低流量间歇性吸氧
D. 酒精湿化吸氧
E. 高流量间歇性吸氧

2. 患者进行吸氧的目的不包括（　）。
A. 防止二氧化碳麻醉
B. 防止氧中毒
C. 解除缺氧
D. 防止肺泡破裂
E. 降低肺泡内泡沫的表面张力

3. 患者采取的卧位为（　）。
A. 头低足高位
B. 半坐卧位
C. 端坐两腿下垂位
D. 仰卧位头偏向一侧
E. 侧卧位

（4~12 题共用题干）

患者，女性，32 岁。颈部增粗，伴食欲亢进、消瘦、手颤、怕热、多汗半年，以原发性甲亢收入院。查体：T 36.5℃，P 104 次/分，R 18 次/分，BP 120/75mmHg。眼球突出，眼裂增大，甲状腺弥漫性肿大、质软、可触及震颤，闻及血管杂音。准备择期接受甲状腺大部分切除手术治疗。

4. 该患者的基础代谢率为（　）。
A. 34%
B. 38%
C. 42%
D. 46%
E. 50%

5. 其基础代谢率属于（　）。
A. 偏低
B. 正常
C. 轻度甲状腺功能亢进症
D. 中度甲状腺功能亢进症
E. 重度甲状腺功能亢进症

6. 术前进行药物准备的主要目的是（　）。
A. 降低基础代谢率
B. 使患者心情放松
C. 使甲状腺变硬变大
D. 防止术后痰液堵塞气道
E. 预防患者术中心动过速

7. 为了抑制甲状腺素的释放，减少甲状腺血供，常用于术前准备的药物是（　）。
A. 阿托品

B. 普萘洛尔
C. 甲状腺素
D. 硫氧嘧啶
E. 复方碘化钾

8. 术前准备药物的服药方法为（　）。
A. 每日 3 次，从 3 滴开始，逐日增加 1~16滴维持
B. 每日 2 次，从 10 滴开始，逐日增加 1~20 滴
C. 每日 2 次，从 15 滴开始，逐日减少至 5 滴维持
D. 每日 2 次，从 15 滴开始，逐日减少至 3 滴维持
E. 每日 2 次，从 5 滴开始，逐日增加 1~15滴维持

9. 在术后 48 小时内，护士最重要的观察内容是（　）。
A. 脉搏
B. 血压
C. 呼吸
D. 体温
E. 切口

10. 患者行甲状腺大部分切除术后的护理措施正确的有（　）。
A. 观察生命体征
B. 注意颈部肿胀情况
C. 观察发音和进食情况
D. 取半卧位
E. 遵医嘱服甲状腺片并每日检查血象

11. 甲状腺大部切除术后发生呼吸困难和窒息的原因有（　）。
A. 切口内出血压迫气管
B. 气管塌陷
C. 喉头水肿
D. 双侧喉返神经损伤
E. 镇痛药用量不足

12. 为了预防手术后呼吸道并发症，必须在其床边准备（　）。
A. 体温计
B. 吸氧管、吸痰管
C. 接呕吐物的弯盘
D. 紧急拆线缝合包
E. 气管切开包

（13~17 题共用题干）

患者，男性，28 岁。6 个月前扭伤右膝关节，之后右膝关节内侧疼痛。近 2 个月来肿胀明显，夜间疼痛，右膝关节活动受限。外院 X 摄片示：右胫骨上端内侧有 5cm × 5cm 大小透光区，中间有肥皂泡沫阴影，骨端膨大。入院后 X 线摄片示：胫骨上端病变扩大，肥皂泡沫阴影消失，呈现云雾状阴影，骨皮质被肿瘤组织穿破，侵入软组织。

13. 该患者最可能诊断为（　）。
A. 骨肉瘤
B. 骨软骨瘤恶变
C. 骨纤维瘤恶变
D. 骨囊肿恶变
E. 骨巨细胞瘤恶变

14. 该疾病的手术治疗方式有（　）。
A. 刮除植骨术
B. 瘤段切除术
C. 肿块切除术
D. 截肢术
E. 用多柔比星骨水泥缓释体替代一般的植骨

15. 针对该患者的处理最合适的是（　）。
A. 刮除植骨术
B. 刮除 + 骨水泥填充

C. 肿块切除
D. 截肢术
E. 广泛切除 + 大块骨或假体植入

16. 关于患者的术后护理，叙述正确的有（　）。
A. 如每小时引流液 > 100ml，应及时通知医师处理
B. 膝部术后膝关节屈曲 15°，距小腿关节屈曲 90°
C. 髋部手术，髋关节外展中立或内旋，防止发生内收、外旋脱位
D. 术后早期卧床休息，避免过度活动
E. 定时挤压引流管，保持有效负压

17. 该患者术后应定期进行（　）。
A. 免疫治疗
B. 化学治疗
C. 胸部 X 线摄片检查
D. 抗菌药物治疗
E. 放射治疗

（18~20 题共用题干）

患者，女性，50 岁。因腹痛、寒战高热、恶心、呕吐及黄疸 2 天入院。查体：T 40℃，P 120 次/分，R 30 次/分，BP 90/50 mmHg，表情淡漠，剑突下压痛明显，白细胞计数 55.0×10^9/L，诊断为急性梗阻性化脓性胆管炎、休克。

18. 此患者的休克类型为（　）。
A. 感染性休克
B. 过敏性休克
C. 创伤性休克
D. 失血性休克
E. 心源性休克

19. 在抗休克的同时，应首先采取的治疗措施为（　）。
A. 吸氧
B. 降温
C. 行胆管切开引流术
D. 纠正酸碱平衡紊乱
E. 输血

20. 手术前护理时，观察要点包括（　）。
A. 生命体征及神志变化
B. 腹部症状及体征变化
C. 及时了解实验室检查结果
D. 患者皮肤瘙痒是否减轻
E. 记录 24 小时出入量

（21~24 题共用题干）

患儿，男，12 岁。平素体弱易感冒，最近 10 天突然高热，体温达 39~40℃，伴随左股部肿痛，患肢不愿动。查体：左股下段轻度肿胀，压痛（+）。实验室检查：白细胞计数 18×10^9/L，杆状核细胞 0.05，分叶核细胞 0.7，血红蛋白 78g/L。

21. 有助于诊断的检查是（　）。
A. X 线片
B. 局部 B 超
C. 局部分层穿刺
D. 血培养
E. 膝关节穿刺

22. 对患者使用抗生素的原则有（　）。
A. 及时
B. 足量
C. 有效
D. 适量
E. 联合用药

23. 患者应选择的治疗方法是（　）。
A. 切开引流，开放换药
B. 切开引流 + 骨开窗 + 开放换药
C. 反复脓肿穿刺，抗生素冲洗

D. 切开引流，骨开窗 + 灌注引流，缝合伤口
E. 切开引流，放置灌注管，缝合伤口

24. 病情好转后，抗生素停止应用的指征是（　）。
A. 血红蛋白恢复正常后 2~3 周
B. 红细胞沉降率正常后 2~3 周
C. 伤口愈合后 2~3 周
D. 白细胞计数正常后 2~3 周
E. 体温降至正常后 2~3 周

（25~29 题共用题干）

患者，女性，52 岁。肛门胀痛，排便习惯改变，每天 10 余次，伴有黏液血便，直肠指检距肛门 5cm 处有一环形肿块，局部质硬，呈菜花样。

25. 进一步的主要检查是（　）。
A. 纤维结肠镜检查并活检
B. B 超
C. CT
D. 钡灌肠
E. 便培养

26. 肠镜示距肛门 4cm 直肠低分化腺癌，该患者应采用的手术方式是（　）。
A. 腹会阴联合直肠癌切除术（Miles 术）
B. 直肠低位前切除术（Dixon 术）
C. 结肠造瘘术
D. 经骶直肠肿块切除术
E. 经腹肛管拉出直肠肿块切除术

27. 直肠癌的根治性手术有（　）。
A. 局部全层直肠癌切除术
B. Miles 术
C. Dixon 术
D. 经腹直肠癌切除
E. 远端封闭手术（Hartmann 术）

28. 结、直肠癌可向 3 个方向浸润扩散，即（　）。
A. 肠壁表层
B. 肠壁深层
C. 环状浸润
D. 沿纵轴浸润
E. 扩散浸润

29. 该患者最主要的转移方式是（　）。
A. 淋巴转移
B. 血液转移
C. 种植转移
D. 直接浸润
E. 跳跃式转移

（30~36 题共用题干）

患者，男性，60 岁。以高处坠落致颈肩部疼痛伴上、下肢活动障碍 6 小时入院。入院诊断为“$C_{5\sim6}$ 骨折、脱位伴截瘫”。入院后完善各项术前准备后，急诊在全身麻醉下行颈前路减压植骨融合钢板内固定术。

30. 关于颈椎支配区域，下列叙述正确的是（　）。
A. C_5 支配肘前窝外侧面
B. C_5 支配肘前窝内侧面
C. C_6 支配拇指
D. C_4 支配肩锁关节
E. C_4 支配肩锁关节顶部
F. C_7 支配示指

31. 对该患者目前应实施的护理措施有（　）。
A. 加强生命体征的监测
B. 翻身时注意轴线翻身
C. 观察患者四肢感觉及肌力情况
D. 严密观察引流液的颜色、性质、量
E. 观察患者呼吸运动情况
F. 观察患者颈部伤口有无肿胀

32. 术后24小时内应预防的早期并发症主要有（　）。
A. 呼吸功能不全
B. 血肿压迫窒息
C. 脊髓再损伤
D. 失血性休克
E. 深静脉血栓
F. 压疮

33. 术后第2天，患者突发胸闷、气急，并进行性加重。查体：患者伤口无肿胀，无渗血、渗液。经会诊考虑为“急性呼吸功能不全”，立即转SICU监护，给予紧急气管插管机械辅助呼吸。导致该患者发生呼吸功能不全的可能因素有（　）。
A. 骨折脱位造成脊髓损伤，呼吸中枢向下传导束失去功能
B. 脊髓出血、水肿和髓内压力升高
C. 气管、支气管内分泌物增多
D. 胸、腹肌肉麻痹
E. 手术、麻醉、卧床时间较长影响呼吸
F. 伤口引流不畅

34. 经机械通气治疗，第3天患者呼吸功能逐步改善，遂拔出气管插管，但拔管后48小时，患者再次突发胸闷、气急，脉搏88次/分，呼吸30次/分，SpO_2 78%。立即行气管切开造口置管接呼吸机辅助呼吸。关于气管切开的护理，下列叙述正确的是（　）。
A. 妥善固定，防止脱管
B. 加强气道的湿化管理
C. 注意遵循无菌操作原则
D. 按需吸痰，及时清除呼吸道内分泌物，确保气道通畅
E. 观察和防止气道堵塞、气压伤等并发症
F. 观察痰液的色、质、量

35. 关于气管切开造口置管患者气道湿化的管理，下列叙述正确的是（　）。
A. 可采用呼吸机的加温加湿装置达到湿化目的
B. 保证充足的液体入量是有效湿化的前提
C. 雾化吸入有利于气道湿化
D. 气道内滴注0.9%氯化钠溶液有利于气道湿化
E. 应避免气道内滴注，以免增加感染发生率
F. 人工鼻属于被动湿化，是以被动方式保证患者呼出气的温度和湿度

36. 机械通气患者预防呼吸机相关性肺炎发生的措施，正确的有（　）。
A. 无病情禁忌的患者应给予半卧位
B. 严格执行无菌操作原则
C. 定期清理声门下分泌物
D. 每日氯己定溶液口腔护理4~6次
E. 每日行唤醒试验，评估患者呼吸功能恢复情况，以尽早脱机
F. 及时添加呼吸机无菌湿化水，并及时倾倒呼吸回路内冷凝水

（37~39题共用题干）

患者，男性，48岁。因原发性肾小球肾炎发展为慢性肾衰竭，依靠血液透析维持生命，建议患者行肾移植手术，目前正等待合适的供体。查体：体温36.6℃，脉搏88次/分，血压178/96mmHg。

37. 在为该患者选择供体时，要求淋巴细胞毒交叉配合试验不应超过（　）。
A. 5%
B. 8%
C. 10%
D. 15%

E. 20%

38. 若该患者有亲属供肾，最佳供者是（　）。
A. 同卵孪生者
B. 异卵孪生者
C. 同胞兄弟姐妹
D. 父母
E. 血缘相关的亲属

39. 肾移植术前 1 日应做的准备有（　）。
A. 应用免疫抑制剂
B. 应用抗生素
C. 清洁全身皮肤
D. 药物过敏试验
E. 无需血液透析治疗

（40~42 题共用题干）

患者，男性，52 岁。因胸部损伤出现面色苍白、出冷汗、血压下降、脉快而弱、呼吸急促急诊。查体：伤侧胸廓饱满，气管移向健侧，叩诊呈鼓音，听诊呼吸音减弱。诊断为张力性气胸。

40. 患者应进行的紧急处理为（　）。
A. 伤处用厚纱布加压包扎
B. 胸穿排气减压
C. 加快补液抗休克
D. 气管插管
E. 皮囊辅助

41. 如该患者需放置胸腔闭式引流，引流管位置应位于（　）。
A. 锁骨中线第 2 肋间
B. 腋中线第 4 肋间
C. 腋中线第 2 肋间
D. 腋中线第 6~8 肋间
E. 腋后线第 6~8 肋间

42. 关于胸腔闭式引流的护理，叙述正确的有（　）。
A. 严格无菌
B. 保证密闭
C. 水柱无波动表示导管堵塞
D. 搬运患者应夹闭引流管
E. 定时挤压引流管

（43~45 题共用题干）

患者，男性，30 岁。有低热、脉快、食欲缺乏、盗汗、疲乏无力、消瘦等全身中毒症状，腰有时有隐痛或钝痛，活动、劳累、咳嗽、打喷嚏或持重物时加重，休息后减轻，X 线可见腰大肌阴影模糊或增宽，局限性膨隆。经诊断考虑为腰椎结核。

43. 结核脓肿可能的蔓延途径并形成新脓肿的是（　）。
A. 形成椎旁脓肿
B. 形成咽后壁脓肿
C. 脓肿向体表破溃可形成窦道
D. 椎旁脓肿可流注到锁骨上窝
E. 形成腰大肌脓肿
F. 形成椎间脓肿

44. 给予该患者的护理正确的有（　）。
A. 卧硬板床
B. 定时帮助患者轴式翻身
C. 术后第 2 天可行直腿抬高练习
D. 被动活动、按摩下肢各关节
E. 防止关节粘连僵直
F. 给予高热量、高蛋白饮食

45. 该病的处理原则有（　）。
A. 全身支持治疗
B. 局部制动
C. 局部按摩及热疗
D. 植骨融合术
E. 清除病灶
F. 化学治疗

参考答案

一、单选题

1. D	2. B	3. C	4. A	5. B	6. E	7. B	8. A	9. D	10. B
11. B	12. B	13. C	14. E	15. E	16. D	17. C	18. D	19. C	20. A
21. C	22. A	23. E	24. D	25. E	26. B	27. C	28. D	29. B	30. E
31. E	32. B	33. E	34. A	35. B					

二、多选题

1. ABCE	2. ABCDE	3. ABE	4. ABCDE	5. ABCE
6. ABDE	7. ABCD	8. AD	9. CD	10. AC
11. CDE	12. BCD	13. BD	14. ACD	15. ACDE
16. BDE	17. ABCD	18. ACDE	19. ABCE	20. ACD

三、案例分析题

1. D	2. ABCD	3. C	4. B	5. D
6. A	7. E	8. A	9. C	10. ABCD
11. ABCD	12. DE	13. E	14. ABD	15. D
16. BCDE	17. C	18. A	19. C	20. ABCE
21. C	22. ABCE	23. D	24. E	25. A
26. A	27. ABCDE	28. BCD	29. A	30. ACE
31. ABCDEF	32. ABC	33. ABCDE	34. ABCDEF	35. ABCEF
36. ABCDEF	37. C	38. A	39. ABCD	40. B
41. A	42. ABDE	43. E	44. ABCDEF	45. ABDE

高级卫生专业技术资格考试用书
外科护理学模拟试卷（五）

中国协和医科大学出版社
北　京

模拟试卷（五）

一、单选题（以下每道考题有 5 个备选答案，请选择 1 个最佳答案）

1. 有关缺水的叙述，不正确的是（　）。
   A. 高渗性缺水时，细胞内缺水 < 细胞外缺水
   B. 低渗性缺水时，细胞外缺水 > 细胞内缺水
   C. 等渗性缺水时，血清钠浓度无明显降低
   D. 高渗性缺水时，缺水 > 缺钠
   E. 低渗性缺水时，血清钠浓度 <135mmol/L

2. 患者，男性，56 岁。因门脉高压并发上消化道大出血而行脾切除、脾肾静脉分流术，术后卧位是（　）。
   A. 去枕平卧位
   B. 半坐卧位
   C. 侧卧位
   D. 随意卧位
   E. 制动平卧位

3. 成人骨折的临床愈合发生在伤后（　）。
   A. 2~3 周
   B. 4~8 周
   C. 8~12 周
   D. 6 个月
   E. 2~4 年

4. 患者，女性，56 岁。无意中发现右侧乳房肿块 2 周，穿刺确诊为乳腺癌，全麻下行乳癌根治术，清醒后应取的体位是（　）。
   A. 去枕平卧位
   B. 头低足高位
   C. 半卧位
   D. 端坐位
   E. 头抬高 15°，足抬高 20°

5. 判断前列腺增生是否需要进行手术治疗的主要指标是（　）。
   A. 血尿的程度
   B. 有无膀胱刺激征
   C. 排尿困难的程度
   D. 尿潴留的程度
   E. 残余尿的多少

6. 胰岛素瘤的主要临床表现是（　）。
   A. 恶心、呕吐
   B. 低血糖反应
   C. 高血糖反应
   D. 黄疸
   E. 低热

7. 胆道结石并发急性胰腺炎最佳的治疗措施是（　）。
   A. 立即手术
   B. 做好术前准备后再手术
   C. 中西医结合治疗
   D. 对症处理
   E. 如非手术治疗后缓解，可择期手术治疗

8. 血胸穿刺抽血的部位常在（　）。
   A. 伤侧锁骨中线第 2 肋间
   B. 伤腋前线第 2~3 肋间

C. 伤侧腋中线第 3~4 肋间
D. 伤侧腋后线第 7~8 肋间
E. 伤侧锁骨中线第 5~6 肋间

9. 手法检查肋骨是否骨折的方法是（ ）。
A. 按压有直接和间接压痛感
B. 按压局部有肿胀
C. 按压局部痛觉过敏
D. 按压局部皮下有气肿
E. 按压局部有淤斑或皮下出血

10. 抗肿瘤药物的不良反应有（ ）。
A. 疼痛
B. 血压下降
C. 少尿
D. 失眠、头痛
E. 骨髓抑制、胃肠道反应

11. 脑室外引流的患者引流管无脑脊液流出，常见的原因及处理方法正确的是（ ）。
A. 颅内压 10~15cmH_2O，此时将引流瓶抬高能观察到有脑脊液流出
B. 引流管被小血块阻塞，可用盐水冲洗
C. 管口吸附于脑室壁，可在无菌操作下用注射器抽吸
D. 引流管被小血块阻塞，可挤压引流管
E. 引流管放入脑室过长而盘曲成角，可将引流管向外全部抽出，再重新插入脑室

12. 反常呼吸是指伤侧胸壁出现（ ）。
A. 呼气时外突，吸气时正常
B. 吸气和呼气均外突
C. 吸气时外突，呼气时内陷
D. 吸气时内陷，呼气时外突
E. 吸气和呼气时均内陷

13. 患者，女性，38 岁。2 年前开始出现阵发性上腹痛，饥饿时明显，餐后好转，夜间常发作，该患者最可能诊断为（ ）。
A. 胆石症
B. 胃癌
C. 胃溃疡
D. 慢性胃炎
E. 十二指肠溃疡

14. 对于首次急性发作的腰椎间盘突出症患者，下列处理正确的是（ ）。
A. 避免负重
B. 绝对卧床休息，包括床上排便排尿
C. 局部理疗
D. 局部注射醋酸泼尼龙
E. 牵引

15. 关于胃、十二指肠溃疡的特点，以下叙述正确的是（ ）。
A. 多为多发性溃疡
B. 直径 >2cm
C. 局限于黏膜层
D. 可引起出血或穿孔
E. 多与慢性胃炎有关

16. 肾损伤后提示应紧急手术的指征是（ ）。
A. 明显血尿
B. 严重休克不能纠正
C. 疼痛难以忍受
D. 合并前臂骨折
E. 高热

17. 肾损伤后出院后多久应避免重体力活动（ ）。
A. 1 年内
B. 2~3 个月

C. 1 个月内
D. 4 个月以内
E. 2 年内

18. 关于骨关节结核的表现，以下叙述不正确的是（　）。
A. 夜间盗汗
B. 局部肿胀痛
C. 高热
D. 脊柱结核最多见
E. 儿童可因关节疼痛有“夜啼”

19. 骨盆骨折最危险的并发症是（　）。
A. 盆腔出血并发休克
B. 膀胱尿道损伤
C. 直肠损伤
D. 腰骶神经损伤
E. 性功能障碍

20. 判断甲状腺功能亢进症治疗效果的重要标志是（　）。
A. 情绪变化
B. 食欲变化
C. 体重变化
D. 甲状腺大小变化
E. 脉率及脉压变化

21. 胰腺癌患者血清胆红素的特点是（　）。
A. 胆红素明显升高，直接胆红素升高为主
B. 胆红素明显升高，间接胆红素升高为主
C. 胆红素升高不明显，但直接胆红素升高明显
D. 胆红素升高不明显，但间接胆红素升高明显
E. 胆红素基本正常

22. 肝脏结构和功能的基本单位为（　）。
A. 肝细胞
B. 肝小叶
C. 肝窦
D. 肝实质
E. 肝门

23. 对于颈椎病经颈后路手术的患者，护士术前应指导其（　）。
A. 进行俯卧位训练
B. 做颈部前屈运动
C. 做颈部后伸运动
D. 推移气管和食管训练
E. 做颈部侧转活动

24. 骨肉瘤最常见、最主要的症状是（　）。
A. 局部肿块
B. 畸形和活动受限
C. 进行性加重的疼痛
D. 病理性骨折和脱位
E. 功能障碍和压迫症状

25. 门静脉高压顽固性腹水的最有效治疗为（　）。
A. 补充白蛋白，限制钠盐
B. 限制水钠摄入，脱水利尿
C. 断流术
D. 肝移植术
E. 分流术

26. 对深静脉血栓的处理不正确的是（　）。
A. 患肢抬高
B. 禁忌经患肢静脉输液
C. 勤按摩
D. 溶栓治疗
E. 抗凝治疗

27. 患者，男性，64 岁。腹痛伴频繁呕吐 3

天，以肠梗阻收入院，血钠 135mmol/L，血钾 3.5mmol/L，BP 80/60mmHg，首先应采取的治疗为（　）。
A. 纠正酸中毒
B. 纠正低血钾
C. 纠正低血钠
D. 纠正低血容量
E. 急诊手术，解除肠梗阻

28. DIC 患者应用肝素抗凝治疗时，正确的护理措施是（　）。
A. 用药前、用药后 30 分钟均应测定凝血时间
B. 凝血时间在 30 分钟左右表示肝素剂量合适
C. 若大出血不止，应快速注射等量鱼精蛋白拮抗
D. 注意观察有无变态反应发生
E. 在后期纤溶亢进时应继续单独使用肝素抗凝

29. 对于拟行肾移植患者，术前护理措施正确的是（　）。
A. 补充营养，进高蛋白、高碳水化合物、高维生素、低盐饮食
B. 术前 1 周将患者移至隔离房间，避免交叉感染
C. 术前晚清洁灌肠数次，每次 1000ml
D. 协助做好术前检查，行 ABO 血型配型
E. 术日晨置导尿管，以便观察尿量

30. 患者，女性，28 岁。骑车摔倒发生前臂骨折，入院复位后给予小夹板固定，下列护理不正确的是（　）。
A. 抬高患肢
B. 注意观察机体的感觉、运动及血供
C. 指导患者早期患肢功能锻炼
D. 一般不固定骨折的上下关节
E. 绑夹板的带结以不能上下移动为宜

31. 甲状腺肿大伴发 Horner 综合征时应怀疑为（　）。
A. 甲状腺功能亢进症
B. 甲状腺瘤
C. 甲状腺癌
D. 甲状舌管囊肿
E. 单纯甲状腺肿

32. 破伤风患者早期作气管切开的指征是（　）。
A. 呼吸中枢麻痹，呼吸困难
B. 肺部感染
C. 抽搐频繁不易用药物控制
D. 吞咽困难，食物误咽
E. 胸腹肌强直，呼吸受限

33. 关于脊椎骨折，下列叙述不正确的是（　）。
A. 典型体征是后凸畸形
B. 屈曲型损伤多见
C. 及时锻炼腰背部肌肉
D. 必须平卧硬板床
E. 及时指导腹肌锻炼

34. 肾移植术后 24 小时为多尿期，此时应遵循的补液原则是（　）。
A. 入量应大于出量
B. 量出为入
C. 入量应小于出量
D. 入量应等于尿量
E. 量入为出

35. 腰椎间盘突出症患者术后当天必须平卧、禁止翻身的目的是（　）。
A. 压迫止血

B. 防止出血
C. 方便休息
D. 减轻疼痛
E. 维持脊柱的稳定性

二、多选题（以下每道考题有 5 个备选答案，每道题至少有 2 个正确答案）

1. 脑死亡的诊断依据有（　）。
A. 不可逆的深度昏迷
B. 自发呼吸停止
C. 脑干反射消失
D. 心电波平直
E. 脑电波消失

2. 病情与临床表现相符的有（　）。
A. 相对缓脉常见于伤寒
B. 双侧瞳孔散大见于脑疝
C. 阵发性痉挛性咳嗽见于百日咳
D. 少尿见于糖尿病
E. 果酱样便见于阿米巴痢疾

3. 输液的目的有（　）。
A. 补充水电解质
B. 纠正酸碱平衡
C. 维持血压，增加血容量
D. 补充营养，供给热量
E. 治疗疾病，输入药物

4. 超声波雾化吸入的目的有（　）。
A. 治疗呼吸道感染
B. 预防呼吸道感染
C. 湿化呼吸道
D. 治疗肺癌
E. 改善通气功能

5. 幽门梗阻患者的呕吐物为（　）。
A. 咖啡色
B. 水样物
C. 腐臭味
D. 隔日食物
E. 粪臭味

6. 鼻饲法的禁忌证有（　）。
A. 昏迷
B. 口腔疾患
C. 食管癌
D. 拒绝进食者
E. 食管静脉曲张

7. 同时肌内注射多种药物时，应注意（　）。
A. 药物有无配伍禁忌
B. 先注射刺激性强，再注射刺激性弱的药
C. 按规定的时间，临时抽取药液
D. 排尽注射器内空气
E. 注射时进针、拔针要快，推药要慢

8. 氧中毒的临床表现有（　）。
A. 头痛
B. 恶心
C. 烦躁不安
D. 面色苍白
E. 进行性呼吸困难

9. 属于吸气性呼吸困难表现的有（　）。
A. 三凹征
B. 吸气时间缩短
C. 指甲发绀
D. 鼻翼扇动
E. 胸闷、烦躁

10. 需立即送检的检验项目有（　）。
A. 血糖

B. 二氧化碳结合力
C. 红细胞沉降率
D. 凝血酶原时间
E. 红斑狼疮细胞

11. 活动受限可导致患者发生（　）。
A. 排尿困难
B. 尿潴留
C. 泌尿道结石
D. 泌尿道感染
E. 尿失禁

12. 患者出现颜面苍白、皮肤湿冷要警惕（　）。
A. 中毒
B. 虚脱
C. 贫血
D. 过敏
E. 休克

13. 不出现骨折特有体征的骨折有（　）。
A. 裂缝骨折
B. 横形骨折
C. 压缩性骨折
D. 嵌插骨折
E. 青枝骨折

14. 低钙血症的常见病因有（　）。
A. 急性重症胰腺炎
B. 坏死性筋膜炎
C. 肾衰竭
D. 消化道瘘
E. 低磷血症

15. 甲亢患者抗甲状腺药物治疗的适应证有（　）。
A. 病程较短、病情较轻的原发性甲亢
B. 有压迫气管症状
C. 有高度突眼症状
D. 20 岁以下的青少年和儿童
E. 伴有其他严重疾病而不宜施行手术

16. 使用冰槽降温的护理方法有（　）。
A. 两耳用不脱脂的棉花塞住
B. 用凡士林纱布盖双眼
C. 头部置冰槽内（除面部外后颈用海绵垫好）
D. 肛温保持不低于 35℃
E. 用毕，擦干头部，整理床单位和清理用物

17. 为患者进行肢体被动运动的目的包括（　）。
A. 防止肌肉萎缩
B. 防止关节僵硬
C. 预防静脉血栓形成
D. 增加肌张力
E. 预防坠积性肺炎

18. 腰椎间盘突出症的确诊检查有（　）。
A. X 线
B. CT 扫描
C. 椎管造影
D. MRI
E. ECG

19. 人工髋关节置换术的健康指导包括（　）。
A. 取平卧或半卧位，3 个月内避免侧卧，术后 3 周内屈髋 $<45°$
B. 不要交叉双腿，不要坐矮椅或沙发，不要屈膝而坐
C. 嘱患者加强营养，多进含蛋白质、维生素、钙、铁丰富的食物
D. 坐位时不要前倾，不要弯腰拾物，

不要穿需要系带的鞋

E. 术后第1~2个月使用助行器或双拐，第3个月使用单拐，3个月后弃拐或使用手杖

20. 急性血源性骨髓炎的早期表现包括（　）。

A. 烦躁不安、呕吐、惊厥

B. 局部持续性剧痛

C. 干骺端深压痛

D. 局部红、肿、热、痛

E. X线检查无异常

三、案例分析题（每个案例至少有3个提问，每个提问有多个备选答案，其中正确答案有1个或几个）

（1~5题共用题干）

患者，男性，42岁。甲亢病史3年，经内科治疗无效决定手术治疗。

1. 术前用抗甲状腺药加碘剂进行术前准备，脉搏应控制在（　）。

A. 50~60次/分

B. 60~70次/分

C. 70~90次/分

D. 90~110次/分

E. 110~120次/分

2. 服用碘化钾溶液的目的是（　）。

A. 减轻突眼症状

B. 减轻甲状腺血管充血

C. 降低机体储存甲状腺素的能力

D. 增加甲状腺释放能力

E. 缩小甲状腺滤泡的体积

3. 甲亢的手术适应证有（　）。

A. 继发性甲亢或高功能腺瘤

B. 症状较轻者、老年患者

C. 抗甲状腺药物或^{131}I治疗后复发

D. 腺体较大，伴有压迫症状

E. 有严重器质性疾病不能耐受手术治疗

4. 术后患者回病房，护士要求患者说话，目的在于判断患者有无（　）。

A. 神经损伤

B. 伤口出血

C. 痰液阻塞

D. 意识障碍

E. 记忆力受损

5. 若术中误切了甲状旁腺组织，术后最可能发生（　）。

A. 低钙血症

B. 高钙血症

C. 高钾血症

D. 低血钾症

E. 高钠血症

（6~11题共用题干）

患者，男性，34岁。因高处坠落至颈部疼痛、四肢无力2天急诊入院。X线片示：C_5椎体压缩，C_5~C_6脱位。

6. 对患者可采取的治疗措施有（　）。

A. 石膏固定

B. 颅骨牵引

C. 枕颌带牵引

D. 颈托固定

E. 经前路手术治疗

7. 轻度压缩骨折的治疗措施是（　）。

A. 石膏固定

B. 颅骨牵引

C. 枕颌带牵引

D. 颈托固定

E. 急诊手术

8. 压缩明显或双侧椎间关节脱位的治疗措施是（　）。
A. 石膏固定
B. 颅骨牵引
C. 枕颌带牵引
D. 颈托固定
E. 急诊手术

9. 持续颅骨牵引复位的牵引重量为（　）。
A. 2~3kg
B. 3~5kg
C. 12kg
D. 14kg
E. 16kg

10. 枕颌带牵引护理最重要的是（　）。
A. 用棉垫衬垫好
B. 注意牵引的力线
C. 使颈部微屈
D. 兜带要求牢、稳、安全
E. 观察颈部有无压迫影响呼吸

11. 枕颌带牵引的牵引重量为（　）。
A. 3kg
B. 5~10kg
C. 12kg
D. 14kg
E. 16kg

（12~14 题共用题干）

患者，男性，25 岁。发现颈部肿块 6 年，无任何不适，检查右甲状腺可触及 2cm×2cm 大的肿块，周围淋巴结未触及，甲状腺功能正常。

12. 患者可初步诊断为（　）。
A. 右甲状腺腺瘤
B. 右甲状腺腺癌
C. 右甲状腺脂肪瘤
D. 右颈部皮脂囊肿
E. 右甲状腺功能亢进症

13. 该疾病的治疗方案为（　）。
A. 右甲状腺叶切除＋峡部切除
B. 双侧甲状腺切除术
C. 右侧肿块切除术
D. 口服甲状腺素
E. 不必治疗，门诊随访

14. 以下护理措施正确的有（　）。
A. 术后应严密观察生命体征，尤其是呼吸变化
B. 保持伤口负压引流通畅
C. 注意观察引流液性质和量
D. 术后加强颈部活动，减轻瘢痕挛缩
E. 术后 3 天内禁食、补液，预防呛咳发生

（15~20 题共用题干）

患者，女性，44 岁。因急性重症胆管炎急诊入院。查体：体温 39.4℃，血压 90/50mmHg，脉搏 100 次/分，右腹压痛、反跳痛、肌紧张均阳性，意识不清。

15. 急性重症胆管炎的基本病理改变有（　）。
A. 胆管完全梗阻
B. 胆管内化脓性感染
C. 肝脏并发性脓肿形成合并破溃引起腹膜炎
D. 胆道蛔虫及其形成的肝脓肿
E. 胆管梗阻合并胆囊坏疽

16. 引起急性重症胆管炎的致病菌包括（　）。
A. 大肠埃希菌
B. 变形杆菌
C. 葡萄球菌
D. 克雷伯杆菌

E. 铜绿假单胞菌

17. 该患者的休克应属于（　）。
A. 过敏性休克
B. 感染性休克
C. 心源性休克
D. 低血容量性休克
E. 神经源性休克

18. 患者当前有效的处理是（　）。
A. 手术
B. 抗休克
C. 抗休克与手术同时进行
D. 禁忌手术
E. 以上都不对

19. 术后回到 ICU 病房，T 形管的处理是（　）。
A. 开放
B. 开放，纱布包裹
C. 关闭，4 小时开放 1 次
D. 关闭，6 小时开放 1 次
E. 以上都不对

20. 患者的 T 形管应放置（　）。
A. 7 天
B. 10 天
C. 3 天
D. 14 天
E. 3 周

（21~26 题共用题干）

患者，女性，69 岁。跌倒后造成左股骨颈骨折，行走困难，被收入院。

21. 若其 X 线片显示其远端骨折线与两髂嵴连线的夹角（Pauwells 角）为 60°，说明此骨折属于（　）。
A. 头下型骨折
B. 经颈型骨折
C. 基底部骨折
D. 内收型骨折
E. 外展型骨折

22. 患肢的表现是（　）。
A. 外旋缩短畸形
B. 内收缩短畸形
C. 外展外旋畸形
D. 内收内旋畸形
E. 无明显畸形，尚可行走

23. 该患者接受了人工股骨头置换术，术后卧床期间患肢正确的活动方法是（　）。
A. 直腿抬高
B. 伸屈膝关节
C. 按摩股部肌肉
D. 只活动踝关节
E. 股部“绷劲”

24. 关于术后的引流管护理，叙述正确的有（　）。
A. 保持引流管通畅，防止扭曲、折叠和堵塞
B. 密切观察引流液的色、质、量
C. 每 30 分钟挤压引流管并记录引流液
D. 注意观察腹股沟、髋部和股外侧有无肿胀
E. 防止引流液积聚在创腔

25. 术后的体位护理是（　）。
A. 术后 6 小时取侧卧位
B. 术后 6 小时取仰卧位
C. 患肢保持内收中立位
D. 患肢用软枕抬高 15~20cm，保持外展中立位
E. 必要时穿“丁”字鞋，防止髋关节外旋和内收

26. 股骨颈骨折的术后并发症有（　）。
A. 切口感染
B. 下肢深静脉血栓
C. 脱位
D. 坠积性肺炎
E. 创伤性关节炎

（27~30 题共用题干）

患者，男性，42 岁。脐周阵发性疼痛 2 天，伴肛门完全停止排便排气 1 天，呕吐 10 余次，呕吐物为胃内食物和苦水。自述 10 年前曾患化脓性阑尾炎并行阑尾切除术。查体：腹部膨隆，听诊肠鸣音亢进，可闻气过水声。

27. 患者可初步诊断为（　）。
A. 粘连性完全性肠梗阻
B. 粘连性不完全性梗阻
C. 幽门梗阻
D. 肠扭转
E. 麻痹性肠梗阻

28. 患者进一步需要进行的检查是（　）。
A. 腹腔穿刺
B. 钡餐造影
C. CT
D. B 超
E. 腹部 X 线平片

29. 应采取的处理措施为（　）。
A. 急诊行肠粘连松解术
B. 横结肠造瘘术
C. 非手术治疗
D. 钡灌肠
E. 肛管排气

30. 正确的护理有（　）。
A. 禁食，胃肠减压
B. 输液，纠正脱水、酸中毒
C. 密切观察腹痛及腹部体征
D. 给予大量不保留灌肠，排净粪便
E. 积极作好术前准备

（31~35 题共用题干）

患者，女性，24 岁。因坠落伤后 3 小时来诊。患者坠楼跌伤头部，当时昏迷 10 分钟，清醒后诉头痛、头晕。查体：生命体征正常，右耳后有皮下淤斑，右耳道流出淡血性液体，口角向左侧歪斜，听力障碍。

31. 患者可初步诊断为（　）。
A. 颅盖骨折
B. 颅前窝骨折
C. 颅中窝骨折
D. 颅后窝骨折
E. 颅内血肿
F. 头皮血肿
G. 脑震荡

32. 经检查诊断为颅底骨折，正确的护理有（　）。
A. 左侧卧位
B. 及时使用抗生素
C. 定时清洁、消毒耳道
D. 无菌棉球堵塞左耳道
E. 耳道内滴抗生素溶液
F. 遵医嘱应用破伤风抗毒素
G. 嘱患者避免打喷嚏和擤涕

33. 入院后 2 小时，患者再次昏迷。查体：P 60 次/分，R 12 次/分，BP 130/70mmHg，右侧瞳孔放大，对光反射迟钝；左侧肢体瘫痪，肌张力增加，腱反射亢进，病理征阳性。诊断考虑为（　）。
A. 急性硬脑膜外血肿
B. 急性硬脑膜下血肿
C. 急性颅内血肿
D. 急性帽状腱膜下血肿

E. 颅骨骨膜下血肿
F. 脑挫裂伤
G. 小脑幕切迹疝

34. 患者回答问题吐词不清，针刺下肢时能睁眼，并有肢体回缩。该患者的意识状态用格拉斯哥昏迷评分为（　）。
A. 3 分
B. 5 分
C. 7 分
D. 9 分
E. 11 分
F. 13 分
G. 14 分

35. 诊断为急性硬脑膜外血肿，患者躁动不安，呕吐 2 次，呈喷射性。正确的护理有（　）。
A. 平卧位，抬高床头 15~30cm
B. 给予吸氧
C. 保持呼吸道通畅
D. 快速静脉滴注甘露醇
E. 静脉注射地塞米松
F. 常规术前准备
G. 快速静脉输液

（36~39 题共用题干）

患者，男性，60 岁。上腹部不适 2 个月，因近 3 周皮肤发黄、瘙痒来门诊就医，不发热。查体：腹平软，无压痛，上腹部可扪及肿大胆囊。

36. 为明确诊断，应进行的辅助检查有（　）。
A. 肝功能
B. 低张十二指肠造影
C. 肝脏血管造影
D. PTC
E. CT 或 B 超检查

37. 如 B 超提示肝内外胆管明显扩张、胆囊肿大，未见结石，胰头大小正常，尿胆红素（+++），则首先应考虑为（　）。
A. 壶腹周围癌
B. 慢性胰腺炎
C. 黄疸型肝炎
D. 肝内毛细胆管炎
E. 硬化性胆管炎

38. 该患者应选择的最佳治疗方法是（　）。
A. TPN 治疗
B. 消炎利胆治疗
C. 激素治疗
D. 择期行胆囊切除术
E. 择期行胰十二指肠切除术

39. 该病的术后并发症有（　）。
A. 胆瘘
B. 胰瘘
C. 吻合口瘘
D. 坏死性胰腺炎
E. 腹内出血

（40~42 题共用题干）

患者，女性，24 岁。因膝关节疼痛及轻度活动受限 1 个月入院，伴低热、盗汗、食欲不振及体重减轻。查体：T 37.4℃，P 86 次/分，R 20 次/分，BP 120/80mmHg，膝关节呈梭形肿胀，局部压痛，皮温升高，周围肌肉萎缩，有关节积液，关节呈屈曲畸形，关节半脱位，实验室检查：ESR 增快，X 线表现不明显，磨玻璃样改变，可见死骨空洞。

40. 临床上诊断最有可能是（　）。
A. 膝关节炎
B. 股骨干结核
C. 膝关节结核

D. 半月板损伤

E. 膝关节侧副韧带损伤

41. 对该诊断的叙述正确的有（　）。

A. 早期多为滑膜病变

B. 后期可形成寒性脓肿

C. 不发生病理性骨折

D. 可形成窦道

E. 浮髌试验阳性

42. 如该患者拟行病灶清除术，下列属于禁忌证的是（　）。

A. 有混合性感染，中毒症状明显

B. 窦道流脓经久不愈

C. 骨髓腔内有积液

D. 伴有肺结核活动期

E. 脊柱结核有脊髓受压表现

（43~45 题共用题干）

患者，男性，35 岁。右髋部疼痛 1 年，伴低热、盗汗、食欲不振及体重减轻。查体：右髋关节呈屈曲畸形，活动受限，Thomas 征（+），ESR 30mm/h，X 线片示右髋关节间隙变窄，关节面有骨质破坏，右髋臼直径 2cm 大小空洞，内有坏死骨片。经诊断为全髋关节结核。

43. 可以用来检查的试验有（　）。

A. “4”字试验

B. 杜加试验

C. 直腿抬高试验

D. 托马斯试验

E. 骨盆挤压分离试验

44. 该患者的处理正确的有（　）。

A. 及早清除病灶

B. 行骨松质植骨

C. 皮牵引

D. 全髋关节置换

E. 石膏固定

45. 如该患者行病灶清除术，病灶清除术的指征包括（　）。

A. 膝关节结核有明显死骨

B. 窦道流脓经久不愈

C. 骨结核骨髓腔内有积液

D. 单纯性滑膜结核即将发展为全关节结核

E. 脊柱结核有脊髓受压表现

参考答案

一、单选题

1. A	2. E	3. B	4. C	5. E	6. B	7. E	8. D	9. A	10. E
11. D	12. D	13. E	14. B	15. D	16. B	17. B	18. C	19. A	20. E
21. A	22. B	23. A	24. C	25. D	26. C	27. D	28. D	29. E	30. E
31. C	32. C	33. E	34. B	35. E					

二、多选题

1. ABCE	2. ACE	3. ABCDE	4. ABCDE	5. CD
6. CE	7. ACDE	8. BCDE	9. ACDE	10. ABCDE
11. ABCD	12. BE	13. ABCDE	14. ABCD	15. ADE
16. ABCE	17. ABCD	18. ABD	19. ABCDE	20. ABCE

三、案例分析题

1. C	2. B	3. ACD	4. A	5. A
6. BC	7. C	8. B	9. B	10. E
11. A	12. A	13. C	14. ABCD	15. AB
16. ABDE	17. B	18. C	19. A	20. D
21. D	22. A	23. E	24. ABCDE	25. BDE
26. ABC	27. A	28. E	29. A	30. ABCE
31. CG	32. BCFG	33. AG	34. D	35. ABCDEFG
36. ABDE	37. A	38. E	39. ABCE	40. C
41. ABDE	42. AD	43. AD	44. ABCDE	45. ABCDE

高级卫生专业技术资格考试用书
外科护理学模拟试卷（六）

中国协和医科大学出版社
北　京

模拟试卷（六）

一、单选题（以下每道考题有 5 个备选答案，请选择 1 个最佳答案）

1. 高血钾时心电图的变化是（　）。
   A. S-T 段下降
   B. T 波高而尖，PR 间期延长
   C. 出现 U 波
   D. QRS 间期缩短，QT 时间延长
   E. T 波宽而低平，重者 T 波倒置

2. 闭合性单根肋骨骨折可采取的处理方法是（　）。
   A. 宽胶布固定
   B. 厚敷料加压包扎
   C. 肋骨牵引
   D. 胸腔闭式引流
   E. 穿刺排气减压

3. 以下治疗会导致水中毒的是（　）。
   A. 补给钾盐过少
   B. 补给钠盐过多
   C. 补给电解质先后次序不当
   D. 单纯输入 5% 的葡萄糖液过多
   E. 补液中加入电解质浓度过高

4. 肠梗阻患者的治疗原则是（　）。
   A. 禁食、补液
   B. 灌肠、促进肠蠕动恢复
   C. 输液、纠正全身生理紊乱
   D. 解除肠道梗阻和矫正全身生理紊乱
   E. 手术治疗

5. 硬脑膜外血肿最常见的出血来源是（　）。
   A. 板障静脉破裂
   B. 挫裂伤的组织血管破裂
   C. 脑膜中动脉破裂
   D. 静脉窦出血
   E. 脑实质血管出血

6. 下列关于良性肿瘤的特点，叙述不正确的是（　）。
   A. 细胞分化程度高
   B. 多呈膨胀性生长，不发生转移
   C. 永不危及生命
   D. 有包膜与周围组织分界明显
   E. 少数可恶变

7. 患者，女性，50 岁。幽门梗阻行持续胃肠减压半月余，每日补充 10% 葡萄糖 2500ml、5% 葡萄糖盐水 1000ml、10% 氯化钾 30ml。2 天前开始出现全腹膨胀，无压痛及反跳痛，肠鸣音消失，每日尿量 1500ml 左右，最可能的原因是（　）。
   A. 低钾血症
   B. 低钠血症
   C. 低钙血症
   D. 高钾血症
   E. 高钠血症

8. 适用于早期食管癌普查的方法是（　）。
   A. 食管镜检查
   B. 食管拉网脱落细胞学检查
   C. X 线钡剂造影
   D. 胸部 CT
   E. 锁骨上淋巴结活检

9. 急性疼痛对机体的影响是（　）。
   A. 心率、血压降低

B. 活动减少，耗能减少
C. 低血糖
D. 机体水钠潴留
E. 胃肠道功能亢进

10. 血栓闭塞性脉管炎营养障碍期最主要的临床表现是（　）。
A. 肢端发黑、干性坏疽
B. 间歇性跛行
C. 持续性静息痛
D. 游走性静脉炎
E. 患肢末端溃疡经久不愈

11. 慢性脓胸胸部成形术后胸廓下垫一硬枕或用1~3kg沙袋压迫，目的是（　）。
A. 防止出血
B. 减轻疼痛
C. 控制反常呼吸
D. 促进引流
E. 防止骨折

12. Whipple 三联症是指（　）。
A. 癫痫状发作症状、空腹血糖 <2.78mmol/L、用葡萄糖后症状缓解
B. 癫痫状发作症状、空腹血糖 <2.78mmol/L、静注高血糖素后缓解
C. 腹痛、空腹血糖 <2.78mmol/L、用葡萄糖后症状缓解
D. 腹痛、血清胰岛素值高于正常、用葡萄糖后症状缓解
E. 空腹恶心呕吐、葡萄糖激发试验阳性、静注高血糖素后缓解

13. 门静脉高压症的始动因素为（　）。
A. 门静脉血栓形成
B. 肝窦压迫
C. 肝动脉狭窄或闭塞
D. 肝门静脉血流阻力增加
E. 肝区肿瘤压迫

14. 患者，男性，37岁。1年前因急性化脓性阑尾炎行阑尾切除术，半年后出现切口疝，最可能的原因是（　）。
A. 术后并发肠瘘
B. 术后腹腔内感染
C. 早期活动
D. 曾有切口感染
E. 前列腺肥大

15. 诊断血胸最简便可靠的依据是（　）。
A. 气管移位
B. 患侧胸部叩诊浊音
C. 胸部X线检查示胸膜腔积液
D. 胸穿抽出不凝血
E. 气促、呼吸困难

16. 治疗颅底骨折的重点是（　）。
A. 预防感染
B. 修补硬脑膜
C. 处理脑脊液漏
D. 降低颅内压
E. 促进骨折愈合

17. 慢性阻塞性肺气肿患者突感呼吸困难伴胸痛，首选的检查方法是（　）。
A. 胸部X线摄片
B. CT
C. 肺功能检查
D. 磁共振成像
E. 血气分析

18. 患者，男性，51岁。因从三楼坠落造成完全性脊髓损伤入院，留置尿管，为预防泌尿系感染和膀胱萎缩，护士鼓励其每天饮水至少应为（　）。
A. 1000ml

B. 1200ml
C. 2500ml
D. 2600ml
E. 3000ml

19. 心脏停搏复苏中除应补足血容量外，还应适当补充（　）。
A. 维生素 B_1
B. 维生素 C
C. 辅酶 A 与 ATP
D. 细胞色素 C
E. 5% 碳酸氢钠

20. 患者，男性，40 岁。心肺复苏术后体温 39.8℃，准备给予冰帽及使用恒温毯降温，此时应立即使用的药物为（　）。
A. 地塞米松
B. 丙泊酚
C. 20% 甘露醇
D. 硫喷妥钠
E. 氢化可的松

21. 膀胱肿瘤电切术患者为预防术后膀胱癌复发，临床常选择（　）。
A. 膀胱全切
B. 全身放疗
C. 全身化疗
D. 内分泌治疗
E. 膀胱灌注

22. 对腹部闭合性损伤患者处理不正确的是（　）。
A. 静卧，静脉补液
B. 应用抗生素
C. 密切观察生命体征变化
D. 流质饮食
E. 密切观察腹部体征及血象变化

23. 若膀胱逼尿肌已处于失代偿状态，膀胱排尿后的残余尿量至少会有（　）。
A. 5ml
B. 10ml
C. 30ml
D. 50ml
E. 70ml

24. 腰椎间盘突出症下肢放射痛多发生于（　）。
A. 阴部神经分布区
B. 臀上神经分布区
C. 臀下神经分布区
D. 坐骨神经分布区
E. 股外侧皮神经分布区

25. 膀胱破裂最可靠的诊断方法是（　）。
A. 排泄性尿路造影
B. 膀胱造影
C. 膀胱镜检查
D. 导尿试验
E. 置尿管导出血尿

26. 关于“肾自截”，下列叙述不正确的是（　）。
A. 输尿管完全闭塞
B. 全肾广泛钙化
C. 膀胱结核好转
D. 膀胱刺激症状基本消失
E. 肾内病灶无结核菌

27. 骨折首要的治疗原则是（　）。
A. 复位
B. 固定
C. 牵引
D. 外展架固定
E. 功能锻炼

28. 应鼓励进行早期活动的是（　）。
A. 心衰患者

B. 存在严重感染的患者
C. 深静脉血栓形成患者
D. 大出血患者
E. 肺不张患者

29. 绝经前乳腺癌患者的激素治疗宜选用（　）。
A. 卵泡刺激素
B. 己烯雌酚
C. 氢化可的松
D. 地塞米松
E. 他莫昔芬

30. 单纯性不完全性粘连性肠梗阻的治疗措施主要是（　）。
A. 应用抗生素治疗
B. 应用解痉药物
C. 胃肠减压，纠正水电解质失调
D. 手术分离所有的粘连
E. 行肠切除肠吻合术

31. 下列疾病表现类似慢性胆囊炎的是（　）。
A. Ⅰ期胆囊癌
B. Ⅱ期胆囊癌
C. 晚期胆囊癌
D. 胆囊息肉
E. 胆道蛔虫病

32. 患者，男性，52 岁。左肺根治性手术后当日胸管引流 50ml 血性液，次日胸管内突然引流出暗红色液 100ml，患者心率血压无明显改变，胸腔出血的原因是（　）。
A. 活动性出血
B. 陈旧性出血
C. 切口裂开
D. 切口渗血
E. 缝线脱落

33. 颅脑损伤患者出现哪些症状提示护士应立即做好术前准备（　）。
A. 呼吸深而慢
B. 库欣反应
C. 剧烈头痛、喷射性呕吐
D. 一侧瞳孔进行性散大，对侧肢体瘫痪
E. 腰穿抽出血性脑脊液

34. 患者，女性，43 岁。车祸导致脊柱骨折，并发腰椎管狭窄症。患者的主要临床表现为（　）。
A. 腰痛
B. 压痛明显
C. 腰部活动受限
D. 间歇性跛行
E. 肌力下降

35. 患者，女性，28 岁。从二楼摔下，左侧先着地，腹部检查后怀疑胰腺破裂，诊断的主要根据是（　）。
A. 腹部疼痛
B. 腹膜刺激征
C. 血白细胞计数升高
D. 血尿淀粉酶显著升高
E. 血钙降低

二、多选题（以下每道考题有 5 个备选答案，每道题至少有 2 个正确答案）

1. 心脏术后患者最常见的电解质紊乱有（　）。
A. 高钾血症
B. 低钾血症
C. 低钙血症
D. 低钠血症

E. 低镁血症

2. 下列情况不应进行清洁灌肠的有（　）。
A. 肝昏迷
B. 妊娠早期
C. 急腹症
D. 消化道出血
E. 正常分娩前

3. 脉压减小的常见疾病有（　）。
A. 甲状腺功能亢进症
B. 主动脉瓣狭窄
C. 心力衰竭
D. 心包积液
E. 主动脉瓣关闭不全

4. 衡量氧疗效果的体征有（　）。
A. 皮肤颜色
B. 呼吸方式
C. 意识
D. 脉搏，血压
E. 疼痛有无减轻

5. 氧气吸入的适应证有（　）。
A. 分娩时产程过长
B. 颅脑损伤
C. 安眠药中毒
D. 哮喘
E. 急性胃炎

6. 清晨收集痰标本查痰中致病菌的原因是（　）。
A. 痰内无杂质
B. 痰液易咳出
C. 痰内细菌多
D. 痰量多
E. 便于操作

7. 颈外静脉输液硅胶管内有血凝块的处理措施是（　）。
A. 用注射器用力将血凝块推入静脉
B. 用注射器抽出血凝块
C. 直接接上输液管
D. 用注射器边抽边拔管
E. 用吸引器吸出血凝块

8. 气管插管时需定期放出套囊内的气体，因为充气时间过长可引起（　）。
A. 局部循环障碍
B. 压迫食管
C. 痰液积聚过多造成气管内阻塞
D. 局部组织坏死
E. 以上都不对

9. 急性呼吸性酸中毒的治疗要点有（　）。
A. 积极治疗原发病
B. 改善患者的通气功能
C. 呼吸中枢抑制者可使用呼吸中枢神经兴奋药
D. 处理高钾血症
E. 针对性地采取控制感染、扩张小支气管、促进排痰等措施

10. 颈外静脉输液法适用于（　）。
A. 需长期输液而周围静脉不宜穿刺者
B. 滴入高浓度的药物
C. 高营养治疗
D. 测量中心静脉压
E. 输入刺激性强的药物

11. 营养评估的方法有（　）。
A. 饮食资料的收集
B. 体格检查和测量
C. 药物使用调查
D. 实验室检查
E. 营养估算

12. 骶尾部压疮破溃，清洗创面可用（　）。
A. 生理盐水
B. 0.02%呋喃西林溶液
C. 2%碳酸氢钠溶液
D. 0.1%醋酸溶液
E. 复方硼酸溶液

13. 输血前导致红细胞破坏的因素有（　）。
A. 血液保存1个月以上
B. 冰箱超过2℃
C. 血袋受到剧烈震荡
D. 血液中加入药物
E. 血液在高温中放置24小时

14. 静脉注射选择血管时应注意选择（　）。
A. 较粗直的血管
B. 靠静脉瓣处的血管
C. 不易滑动的血管
D. 靠关节处的血管
E. 弹性好的血管

15. 对截瘫患者应用留置导尿管进行泌尿系护理，下列叙述正确的有（　）。
A. 早期应留置导尿管
B. 持续2周后应改为定时开放
C. 留置导尿管应每周更换2次
D. 控制饮水
E. 可冲洗膀胱

16. 急性肾衰竭少尿期或无尿期的主要临床表现有（　）。
A. 水、电解质紊乱以及酸碱平衡失调
B. 尿毒症
C. 尿比重低
D. 全身感染
E. 尿比重高、尿量少

17. 骨盆骨折后，易引起血容量不足并导致休克的因素有（　）。
A. 骨盆各骨主要为松质骨
B. 邻近较丰富的动脉及静脉丛，且静脉丛多无静脉瓣阻挡回流
C. 可并发髂内、外动脉损伤
D. 可并发股动脉损伤
E. 可并发腹腔脏器损伤

18. 预防肺栓塞的护理包括（　）。
A. 避免腹内压升高
B. 禁止施行对患肢有压迫的检查
C. 严格卧床2周
D. 观察呼吸节律
E. 按摩患肢，促进血流

19. 中心静脉导管适用于（　）。
A. 需长期输液的患者
B. 静脉采血
C. 输入血管活性药物
D. 监测中心静脉压
E. 输入对血管有刺激性的药物

20. 癌性疼痛的三阶梯用药原则有（　）。
A. 阶梯给药
B. 按需给药
C. 口服给药
D. 用药个体化
E. 辅助用药

三、案例分析题（每个案例至少有3个提问，每个提问有多个备选答案，其中正确答案有1个或几个）

（1~5题共用题干）

患儿，男性，11岁。踢足球时摔伤髋部。查体：左髋关节疼痛肿胀，活动受限，处于屈曲位；患肢缩短，呈内收内旋畸形。

X 线检查提示：髋关节脱位，立即予以麻醉下闭合手法复位，术后左侧“人”字形石膏固定。

1. 关节脱位的特有体征有（　）。
   A. 畸形、反常活动及骨擦感
   B. 关节空虚、畸形及弹性固定
   C. 弹性固定、畸形及反常活动
   D. 关节空虚、畸形及反常活动
   E. 骨擦感、畸形及弹性固定
   F. 骨擦感、畸形及关节空虚

2. 患儿目前存在的护理问题有（　）。
   A. 舒适的改变
   B. 躯体活动障碍
   C. 潜在并发症：血管、神经受损
   D. 有皮肤完整性受损的危险
   E. 不依从行为
   F. 知识缺乏

3. 患儿自诉左髋部疼痛，护士应采取的正确护理措施有（　）。
   A. 转移患儿注意力
   B. 禁止患儿一切活动
   C. 给予心理护理
   D. 遵医嘱给予镇痛药
   E. 移动患儿时托住患肢，动作轻柔，避免加重疼痛
   F. 检查是否存在石膏压迫情况

4. 该患儿已行人字形石膏固定，在石膏干固前，正确的护理措施是（　）。
   A. 用红外线照射未干的石膏
   B. 维持石膏固定位置直至石膏完全干固
   C. 患儿需卧硬板床
   D. 术后 8 小时内患儿不能翻身
   E. 肩下垫枕以让患儿舒适
   F. 注意保暖

5. 关于指导患儿功能锻炼，下列叙述正确的是（　）。
   A. 鼓励患儿进行股四头肌收缩锻炼
   B. 禁止活动
   C. 鼓励患儿进行未固定关节的活动
   D. 去除外固定后，持双拐下地活动，至少 3 周内不能负重
   E. 切忌粗暴的被动活动
   F. 外固定解除后，可对患部关节进行中药熏洗

（6～8 题共用题干）

患者，男性，51 岁。因 2 天前摔伤右肘部入院。查体：右肘关节肿胀，压痛明显，活动受限，内上髁处有骨擦感，有一块 1.5cm × 1.8cm 骨折片。

6. 下列检查最有诊断意义的是（　）。
   A. X 线摄片检查
   B. CT 检查
   C. B 超检查
   D. 神经肌电图检查
   E. 放射性核素扫描

7. 患者最容易出现的并发症为（　）。
   A. 正中神经损伤
   B. 尺神经损伤
   C. 动脉损伤
   D. 缺血性肌挛缩
   E. 桡动脉损伤

8. 最适当的处理是（　）。
   A. 手法复位 + 石膏固定
   B. 手法复位 + 胶布外固定
   C. 切开复位内固定
   D. 手法复位 + 三角巾悬吊
   E. 持续骨牵引

（9～13 题共用题干）

患者，男性，51 岁。因头部外伤后昏

迷2小时，呕吐数次入院。查体：血压150/80mmHg，脉搏60次/分，呼吸12次/分。考虑为脑挫裂伤，给予非手术治疗。

9. 有关脑挫裂伤的意识障碍，下列叙述正确的有（　）。
   A. 多数持续半小时以上
   B. 受伤当时立即出现
   C. 重症者可长期昏迷
   D. 少数局限的脑挫裂伤可不出现早期的意识障碍
   E. 意识障碍的程度和时间与挫裂伤程度无直接关系

10. 脑挫裂伤的好发部位有（　）。
   A. 额极
   B. 颞极
   C. 基底
   D. 额底
   E. 脑干

11. 降低患者颅内压的主要措施为（　）。
   A. 床头抬高15~30cm
   B. 限制每日输液量
   C. 按时使用甘露醇
   D. 吸氧、物理降温
   E. 保持呼吸道通畅

12. 为及时发现小脑幕切迹疝，应重点观察的内容有（　）。
   A. 瞳孔、肢体活动
   B. 血压、脉搏、尿量
   C. 意识、肌张力
   D. 呼吸、体温、血压
   E. 压迫眶上孔的反应

13. 脑挫裂伤患者可能出现的主要护理诊断有（　）。
   A. 清理呼吸道无效：与脑损伤后意识障碍有关
   B. 潜在并发症：脑疝
   C. 潜在并发症：癫痫发作
   D. 营养失调：低于机体需要量，与脑损伤后高代谢、呕吐、高热等有关
   E. 有失用综合征的危险：与脑损伤后意识和肢体功能障碍及长期卧床有关

（14~17题共用题干）

患儿，4岁。右臂肱骨髁上骨折后行石膏管型固定，3小时后出现手部苍白、发凉，桡动脉搏动减弱，拒碰右手手指。

14. 此时应警惕该患儿是否出现了（　）。
   A. 压疮
   B. 石膏综合征
   C. 化脓性皮炎
   D. 骨折断端移位
   E. 骨筋膜室综合征

15. 最有可能发生骨筋膜室综合征的骨折是（　）。
   A. 胫腓骨干骨折
   B. 股骨颈骨折
   C. 股骨干骨折
   D. Colles骨折
   E. 骨盆骨折

16. 确诊后，对此并发症最有效的处理措施是（　）。
   A. 给予镇痛剂
   B. 应用脱水剂
   C. 患肢功能锻炼
   D. 松解石膏或切开减压
   E. 伤口换药和皮肤护理

17. 若该并发症不能及时有效处理，很可能导致患者出现（　）。
   A. 坏疽
   B. 骨化性肌炎
   C. 缺血性肌挛缩

D. 缺血性肌痉挛
E. 创伤性关节炎

(18~20 题共用题干)

患者，女性，48 岁。因右甲状腺腺瘤行右甲状腺腺叶切除术。

18. 术后进流质食物时出现呛咳，原因是术中损伤了（ ）。
A. 喉上神经外侧支
B. 喉上神经内侧支
C. 右侧喉返神经
D. 左侧喉返神经
E. 术后正常的创伤反应

19. 坐起时，为尽量减少伤口缝合张力，护士应指导患者（ ）。
A. 用双手撑床
B. 将下颌抵往前胸部
C. 将双手放于颈后支撑头部重量
D. 托稳头部把身体翻向一侧，然后坐起
E. 仰卧时双手抱膝，然后向前坐起

20. 以下护理措施正确的有（ ）。
A. 术后尽量减少头部活动，防止伤口裂开
B. 麻醉清醒后应尽量减少与患者说话
C. 保持伤口负压引流通畅
D. 注意观察负压引流液性质和量
E. 术后适当加强头部活动，防止瘢痕挛缩

(21~24 题共用题干)

患者，女性，21 岁。足球运动员。比赛中被对方球员铲球时踢中左胫骨上端后外侧，当即跌倒，感左膝剧痛，不能奔跑。休息 1 周后左膝仍疼痛，并有肿胀，膝关节内侧皮下淤血，行走不稳。经检查发现外侧加压试验阳性，前抽屉试验阳性，内侧 McMurray 试验阳性。

21. 患者可初步诊断为（ ）。
A. 内侧副韧带损伤
B. 前交叉韧带损伤
C. 膝关节损伤三联症
D. 内侧半月板损伤
E. 后交叉韧带损伤

22. 对明确诊断较有价值的检查为（ ）。
A. X 线摄片、MRI
B. X 线摄片、关节镜检查
C. 关节镜、X 线摄片、CT 检查
D. X 线摄片、CT 检查
E. X 线摄片、MRI 及关节镜检查

23. 该患者的治疗原则应是（ ）。
A. 手术修复或重建
B. 修复交叉韧带
C. 重建内侧副韧带
D. 有效固定、制动
E. 修复损伤的半月板，重建膝关节功能

24. 术后处理中，最佳的方法是（ ）。
A. 患肢石膏固定
B. 患肢骨钉牵引
C. 患肢皮牵引
D. 患肢持续被动活动（CPM 机锻炼）
E. 小夹板固定

(25~27 题共用题干)

患者，男性，56 岁。因交通事故致伤昏迷 3 小时后入院。查体：患者处于昏迷状态，呼之不应，压眶反射阳性，左侧瞳孔散大，对光反射迟钝。入院第 2 天，血压 150/100mmHg，脉搏缓慢有力，呼吸深而慢，时而躁动、呕吐，左侧瞳孔散大，对光反射消失，右侧肢体瘫痪，病理反射阳性。

25. 该患者的诊断最可能是（　）。
A. 颅骨骨折并硬脑膜外血肿
B. 脑挫裂伤继发颅内血肿
C. 脑震荡合并硬脑膜外血肿
D. 颅骨骨折并发脑疝
E. 水肿引起的颅内高压

26. 对该患者的护理是（　）。
A. 密切注意生命体征变化
B. 立即做腰椎穿刺放出适量脑脊液以降低颅内压
C. 取侧卧位或侧俯卧位
D. 限制水钠摄入量
E. 做好紧急手术准备

27. 若进行手术治疗，手术后护理中最重要的是（　）。
A. 脱水疗法及冬眠低温疗法的护理
B. 常规观察体温、脉搏、呼吸、血压、意识及瞳孔变化
C. 如有躁动给予相应处理
D. 注意维持患者的水、电解质及酸碱平衡
E. 防止并发症

（28～33 题共用题干）

患者，男性，73 岁。因食管癌入院进行手术治疗。查体：身高 1.75m，体重 50kg，P 85 次/分，R 18 次/分，既往吸烟 50 年，有一兄因食管癌去世。平时喜食腌制食品。

28. 食管癌的临床表现有（　）。
A. 吞咽有哽噎感
B. 胸骨后烧灼样疼痛
C. 胸骨后牵拉摩擦样疼痛
D. 消瘦、贫血
E. 进行性吞咽困难

29. 食管癌的好发部位是（　）。
A. 食管颈段
B. 食管上段
C. 食管中段
D. 食管下段
E. 食管腹段

30. 按病理形态，中晚期食管癌可分为（　）。
A. 髓质型
B. 蕈伞型
C. 溃疡型
D. 缩窄型
E. 腔外型

31. 此患者术前的健康问题有（　）。
A. 体液不足
B. 焦虑
C. 有外伤的危险
D. 有皮肤完整性受损的危险
E. 营养失调：低于机体需要量

32. 患者食管癌根治术后可能出现的并发症有（　）。
A. 肺炎
B. 肺不张
C. 吻合口瘘
D. 乳糜胸
E. 反流性食管炎

33. 此患者出院 1 个月后又出现吞咽不畅，可能的原因是（　）。
A. 反流性食管炎
B. 食管癌复发
C. 肠梗阻
D. 吻合口狭窄
E. 吻合口溃疡

（34～36 题共用题干）

患者，男性，29 岁。因活动后腹中部

持续性绞痛、阵发性加剧6小时来诊。腹痛时伴呕吐咖啡样液体，未排气、排便。查体：P 105次/分，BP 85/60mmHg。腹部稍胀，无明显肠型，左中腹较对侧隆起，局部压痛伴反跳痛，肠鸣音弱。

34. 首要应考虑的诊断为（ ）。
A. 乙状结肠扭转
B. 肠套叠
C. 小肠扭转
D. 结肠肿瘤
E. 肠系膜血管栓塞

35. 为明确诊断，首先应进行的检查是（ ）。
A. 尿淀粉酶
B. 腹部X线片
C. 腹部B型超声
D. 诊断性腹腔穿刺
E. 消化道钡剂造影

36. 最恰当的处理措施是（ ）。
A. 密切观察腹部体征变化
B. 禁食与补液
C. 解痉抗感染治疗
D. 胃肠减压
E. 剖腹探查

（37~40题共用题干）

患者，男性，38岁。6个月前出现左下肢麻木、发凉，行走50米时出现疼痛，休息片刻后可缓解，再次行走又出现疼痛，近1周症状加重及皮肤颜色改变，来院就诊。查体：T 36.4℃，BP 108/72mmHg，P 72次/分。左下肢皮肤温度低，左足背动脉搏动明显减弱，左下肢皮肤潮红。吸烟史10年，无其他既往史。

37. 该患者最可能患的疾病是（ ）。
A. 静脉曲张
B. 雷诺病
C. 多发性大动脉炎
D. 腘动脉压迫综合征
E. 血栓闭塞性脉管炎
F. 闭塞性动脉硬化症

38. 患者血管彩色多普勒超声检查提示：患肢动脉壁内无钙化。此项检查有助于与血栓闭塞性脉管炎相鉴别的疾病是（ ）。
A. 雷诺病
B. 大隐静脉曲张
C. Buerger病
D. 多发性大动脉炎
E. 闭塞性动脉硬化症
F. 下肢深静脉血栓形成

39. 关于血栓闭塞性脉管炎的分期，下列叙述正确的是（ ）。
A. 第一期为局部缺血期
B. 第三期也叫营养障碍期
C. 第二期会出现持续性疼痛，夜间加重
D. 第一期，血管功能性（痉挛）因素大于器质性因素
E. 第三期，症状继续加重，患肢指（趾）端发黑、坏疽、溃疡形成，疼痛剧烈呈持续性
F. 第一期：患肢麻木、发凉、轻度间歇性跛行，可反复出现游走性浅静脉炎。检查发现患肢皮温稍低，色泽较苍白，足背或胫后动脉搏动减弱

40. 患者入院后行彩色多普勒超声检查，结果提示左下肢小动脉及小静脉内发现微小血栓，遵医嘱给予抗凝治疗。此时对该患者的健康宣教内容包括（ ）。
A. 绝对卧床休息
B. 疼痛剧烈时可酌情使用镇痛药
C. 避免寒冷刺激，用温水清洗下肢

D. 注意观察口唇、鼻腔等黏膜是否有出血情况
E. 指导患者进行 Buerger 运动，促进侧支循环的建立
F. 向患者详细讲述吸烟的危害性，告知患者绝对禁烟

(41~45 题共用题干)

患者，男性，45 岁。因清晨空腹时心悸、出汗多次发作 3 个月来诊。饥饿感明显。怀疑为胰岛素瘤。

41. Whipple 三联症对该病的诊断有重要价值，其中包括发作时血糖值低于（　）。
A. 6.8mmol/L
B. 6.2mmol/L
C. 2.8mmol/L
D. 2.2mmol/L
E. 1.2mmol/L

42. 胰岛素瘤的诱因有（　）。
A. 饥饿
B. 饮酒
C. 感染
D. 活动过度
E. 静脉注射葡萄糖

43. 患者需要进行的检查有（　）。
A. 空腹血糖测定
B. 葡萄糖耐量测定
C. 胰岛素测定
D. 甲苯磺丁脲激发试验
E. 基础代谢率测定

44. 处理原则是（　）。
A. 立即经静脉输注葡萄糖液
B. 营养支持加病情监测
C. 放射治疗
D. 尽早手术治疗
E. 化学治疗

45. 对患者的护理措施正确的有（　）。
A. 鼓励患者规律饮食，避免加餐
B. 术前监测血糖
C. 术后监测血糖
D. 术后血糖升高者可用胰岛素治疗
E. 术后血糖降低者查明原因后对症处理

参考答案

一、单选题

1. B	2. A	3. D	4. D	5. C	6. C	7. A	8. B	9. D	10. C
11. C	12. A	13. D	14. D	15. D	16. A	17. A	18. E	19. E	20. D
21. E	22. D	23. D	24. D	25. B	26. E	27. A	28. E	29. E	30. C
31. A	32. B	33. D	34. D	35. D					

二、多选题

1. BDE	2. BCD	3. BCD	4. ABD	5. ABCD
6. CD	7. BD	8. AD	9. ABCD	10. ABCDE
11. ABDE	12. AB	13. ACDE	14. ACE	15. ABE
16. ABC	17. ABCDE	18. ABCD	19. ACDE	20. ACDE

三、案例分析题

1. B	2. ABCDEF	3. ACDEF	4. ABCDF	5. ACEF
6. A	7. D	8. A	9. ABCD	10. ABC
11. C	12. A	13. ABCDE	14. E	15. A
16. D	17. ACD	18. B	19. C	20. BCDE
21. C	22. E	23. A	24. D	25. B
26. ACDE	27. A	28. ABCDE	29. C	30. ABCD
31. ABE	32. ABCD	33. D	34. B	35. B
36. E	37. E	38. E	39. ACDEF	40. ABCDF
41. C	42. ABCD	43. ABCD	44. D	45. BCDE